薬の現象学

存在・認識・情動・生活をめぐる薬学との接点

青島周一 著　野家啓一 監修

丸善出版

監修者序文

　監修者という大役をお引き受けはしたものの、私は薬学についてはまったくの門外漢であり、加えて著者の青島周一さんとはコロナ禍のせいでこれまで一面識も得ていない。ただ、きっかけは青島さんが編集企画を担当された雑誌『総合診療』第30巻5号（医学書院）に、寄稿を依頼されたことである。特集タイトルは「私を変えた激アツ論文」で、自分に変化を迫るような感動や衝撃をもたらした最も印象に残る論文について論じてほしいという注文であった。私は企画の面白さに惹かれて、哲学者の恩師・大森荘蔵の論文『ことだま論』を取り上げて原稿を送ったが、その過程で青島さんの哲学に対する造詣が端倪すべからざるものであることを知り、監修というよりは校正のお手伝いをすることになった次第である。

　もちろん私の役目は、青島さんの原稿の哲学に関連する部分について、専門的立場から助言とチェックを行うことに限られている。その点では、哲学上の概念や用語についての誤解や誤読については遠慮なく指摘・訂正させていただいた。ただ、大きな誤りは驚くほど少なかったことを付け加えておかねばならない。それどころか、渡辺慧の「醜いアヒルの子の定理」については、きちんと原著・原論文に当たって引用しておられる〔一般読者は渡辺慧『認識とパタン』（岩波新書）を参照されるのがよい〕。また「観察の理論負荷性」「経験主義のふたつのドグマ」「中動態」など、哲学の先端的なトピックにも言及しておられることには正直驚かされた。先に「端倪すべからざる」と形容したゆえんである。

　もう一つ相談に与ったのは『薬の現象学』というタイトルの是非について
である。青島さんは哲学に詳しいだけあって、「現象学」といえばフッサー
ルの超越論的現象学を意味するものと考え、それを薬学に転用するのは羊頭
狗肉になりはしないかとの懸念をもっておられた。むろん狭義の現象学なら
ばその通りだが、現代では「現象学」という言葉はかなり広範囲な用いられ
方をしている。そもそも現象学の創始者フッサールは、その核心的精神を
「事象そのものへ！」と言い表した。つまり、先入見を捨てて事柄そのもの
と虚心に向き合って現象を記述せよ、という準則である。それからすれば、
薬剤をめぐる生活世界的経験をさまざまな角度から厳密に記述しようとする
本書の姿勢は、まさに現象学的と呼ぶに値する。

　私は初校ゲラを拝見しただけだが、それだけでも「プラセボ効果」や「ポ
リファーマシー」あるいは「ケアとセラピー」の対比など、これまで中途半
端にしか理解していなかった医学・薬学の用語や概念について、きちんとし
た理解と知見を得ることができた。また、ところどころに挟まれる哲学的議
論も、私にとっては薬学と哲学との接点について大いに蒙を啓かれるところ
があった。監修者の役得というべきであろうか。これは一般読者にとっても
同様であろうと思われる。監修者としては、本書が広く江湖に迎えられ、多
くの読者の手に渡ることを願うばかりである。

2021 年 12 月 20 日

東北大学名誉教授、立命館大学客員教授

野家　啓一

著者序文

　この世界では、あらゆる事物が絶え間なく変化している。あるいは「変化しているように感じられる」といったほうが適切だろうか。変化という言葉が現象そのものを表現していないにせよ、僕たちの直観によれば、身の回りで起こる出来事のすべては、変化をともなうものとして認識されている。砂浜に打ち寄せる白波や、風に揺れる木々の葉、巡る季節とその景色。おおよそ、変化のない事物を想像することのほうが難しい。一見すると、変化していないように見える事物も、長い年月を経ることで朽ち果て、やがて世界から消えゆく運命にあろう。

　僕たちは、無数の変化のいくつかに関心をもち、ときに変化が起きた理由を知りたくなる。その変化が人間社会にとって有益なものであればあるほど、理由に対する興味や関心は高まっていく。変化に向けられる人間社会の眼差しは、いつだって因果的だ。

　薬剤師である僕の仕事は、薬の効果を言葉にしていくことである。薬を飲むことによって、その後の健康状態がどのように変化するのかを予測し、実際に服薬した後に起こった健康状態の変化を評価する。そういう意味では、薬の効果を論じることは、過去と現在、そして未来の出来事のつながりを描こうとする試みの一つでもある。薬学という学問を基盤に、薬によってもたらされた変化を言葉で表現することこそが、薬剤師の専門性といえるかもしれない。

　しかし、「薬に効果があった」と言葉にしたところで、その効果は何のための
ものものもので、人の生活にとってどんな価値や意味の変化もたらすものなの
か、何も語れない。加えて、僕たちに認識可能な変化は、変化に付随してい
る出来事のすべてではないことに注意しなければならない。変化に対して因
果的な眼差しを向けている僕たちは、常に関心に応じた出来事の取捨選択を
行っており、その解釈は少なからず文脈や都合によって現実とは乖離する。
そもそも、身の回りで生じているさまざまな変化に、関心すら抱かないこと
のほうが多いのかもしれない。

　薬が人の健康や生活にもたらす変化を、特定の関心や文脈に捉われること
なく見つめるためには、どのようなフレームワークが必要だろうか。「薬が
効くとはどういうことか？」「人の生活にとって薬とは何か？」。本書では、
そのような根源的なテーマを「存在」「認識」「情動」「生活」という4つの
側面から考察し、薬を飲むという行為が人の生活にもたらしうる変化につい
て、多様な視点から眺めるための視座に迫る。人の生活にとって、薬がどん
な価値や意味をもたらすものなのか、その言葉を得るきっかけとしていただ
けたら幸いである。

2021年12月1日

秋深まる栃木市にて

青島　周一

目　次

1部

存　在

——夜空には何が「ある」のか

1章

薬に効果が「ある」といったときの「ある」について

1.1 節　確かにあるはずなのに、触れることができない何か

行く川のながれは絶えずして、しかも本の水にあらず。

鴨長明による『方丈記』[1) の一節である。ゆく川の水の流れは、絶えることなく流れ続ける状態にあって、それでいて、もとの水ではない。僕らは何かが整然と動くと、その背後に何がしかの「流れ」を感じる。川の水の流れのように目に見える現象でなくとも、木々の葉が揺れれば、あるいはアスファルトに散らばる木の葉が舞い上がれば、そこに空気の流れを感じ取ることだろう。僕たちの生活とは切り離せない「時間」にもこれと同じ温度を感じる。

【時間を想うとき】

現在を起点に、時という概念を過去と未来とに分け、川の水のように、その流れを想い、うつろいゆく出来事を理解していくのが人間なのかもしれない。そして僕らは、時の流れの中に、過去の出来事が実在しているものと確信している。歴史という名の記憶に刻まれ、今現在、そして未来へ

と語り継がれる出来事はもちろん、誰の記憶にも残ることなく、数ある事象の中に静かに埋没していく出来事でさえ、過去に実在していたことは疑いようのない事実であると。

　しかし、僕はふと思う。時の流れのようなもの、ひいては過去・現在・未来と呼ばれるような概念が、本当にこの世界に実在するのだろうか……。歴史上、数多くの哲学者や物理学者がこの素朴な疑問についての思考を積み重ねてきた。「時間は実在しない」というジョン・エリス・マクタガート John Ellis McTaggart の主張[2)3)] はラディカルなものであるが、アイザック・ニュートン Isaac Newton による「唯一の絶対的な時間」という概念は、現代科学に慣れ親しんだ僕らにとって、経験的にも理解しやすいものであろう。

　1687 年に発刊されたニュートンによる『自然哲学の数学的諸原理（プリンシピア）』[4)] は、運動の法則を数学的に論じた近代科学における最も重要な著作の 1 つである。そこで導入された時間概念は、すべての時計は、宇宙のどこに置かれたとしても、無限の過去から無限の未来まで、いっさい変化せずに同じペースで同じ時間を刻み続けるというものだ[*1]。

　社会生活において、時計の存在を無視することは難しい。時間に追われる生活が必ずしも豊かさをまとっているとは思わないけれども、時間で区切られた日常は、ある種の秩序とリズムをもたらし、生活の基盤を支えている。だからこそ、時計は正確な時刻を表示するように設計されていなければならない。人の認識とは独立した、客観的な時間の数値化のために。

[*1]　むろん、ニュートンの絶対時間の概念はその後、アルベルト・アインシュタイン Albert Einstein による「時間は観測者ごとに存在する」とする相対性理論にとって代わられ、現代の科学技術は同理論を基盤に構築されていることはいうまでもない。

　秒針が刻む1秒1秒のうちに、人は時間の実在性を受け入れている。ニュートンもまた、時間は何物にも依存しない客観的実在の一部であると、そう考えた。ただ、夢の中の時の流れが現実のそれと異なるように、現実でもまた、時の流れが夢のように感じられることがあったりもする。まるで地球の自転スピードと僕らの時間感覚が一致していないかのように。時間は世界の側にあるのではなくて、人の側にあるのだと気づく瞬間だ。

　もちろん、現在の出来事が過去の出来事と地続きである以上、過去が実在しなければ、現在も実在しないことになってしまう。したがって、過去なるものが実在する（あるいは、した）ことは間違いない。しかしながら、過去の体験をリアルに、あるいは直接的に経験することはできない。もし仮にできたとするならば、それは過去ではなく、単に現在と呼ばれる何かであろう。過去が実在する、というときの実在について、僕はずっと考えてきたような気がする。それは、「時間は実在するのか？」という素朴な疑問に対する興味からでもあるけれど、**時間の実在性を考えることは、薬の効果の実在性を考えることに似ているからだ。**

　経験の内に知覚できない存在は「過去」や「時間」だけでなく、じつは身の回りにありふれている。普段、僕たちはそれらに関心を払い、注意深く観察しているわけではないから、そのことに気づく機会は少ない。概念だけは確かにあるのに、その存在を知覚できないものには、ミクロ物理学の対象である素粒子を挙げることができる。僕たちは、電子や陽子、中性子を手に乗せて眺めたり、直接的に触ったりすることはできない。素粒子の実在という意味は、直接的な観察に依拠するものではなく、間接的証拠を支えている物理学理論によって与えられている。とはいえ、科学が自然の摂理を説明しうる信頼性の高い理論であると信じられている現代社会において、素粒子の実在を疑う人は決して多くはないだろう。

　あるいは、「大学」という存在も知覚体験が不可能な概念の1つである。大学とはいわず、国立大学法人といえばもう少しわかりやすいかもしれない。大学が実在しないなんていうと、直観に反する主張かもしれないけれど、キャンパス内にそびえる講義棟や研究棟、図書館などを指さすことはできても、「大学」や「国立大学法人」を指さすことはできないはずだ。大学とは社会制度の枠組みの中で構成される組織的存在であって、直接的な知覚対象ではない。

【過去という存在の意味を規定するもの】

　過去そのものは原理的に知覚できない。つまり過去は知覚対象ではない、という点において、過去の存在の意味は、物理学理論によって与えられる素粒子の存在意味や、社会制度によって与えられる大学（国立大学法人）の存在意味と同型である。では、過去とは、いったいどんな理論によってその存在の意味が規定されているのだろうか。哲学者の野家啓一さんは、著書『歴史を哲学する─七日間の集中講義』[5] の中で、過去は人の認識とは独立して存在するのではなく、社会に公認された公共手続きを通じて生成されると述べている。

　　過去はわれわれの想起や物証から独立のどこかに「存在」する
　　ものではなく、社会的に公認された公共的手続きを通じて「生
　　成」していくものと言えます

〔野家啓一. 歴史を哲学する─七日間の集中講義（岩波現代文庫）.
東京：岩波書店；2016. p.166〕[5]

　過去そのものにアクセスできない以上、過去は想起されるものでしかない。野家さんが過去の実在について語る際に前提としているのは、大森荘

蔵さんの「想起過去説」と呼ばれる考え方である。

　　過去は想起から独立に客観的に存在するものではなく、想起を
　　通じてのみ認識される、こうした考えを大森さんは端的に「想
　　起過去説」と呼んでいます

〔野家啓一. 歴史を哲学する―七日間の集中講義（岩波現代文庫）.
東京：岩波書店；2016. p.103〕[5]

　想起を通じて過去が構成されるのだとしたら、それはある種の傾向性、
ないしは志向性をもっている。つまり、**記憶の想起は、少なからず関心に
応じて再構築される側面がある**ということだ。こうした記憶の志向的な再
構築を、野家さんは『物語の哲学』[6]という本の中で、**過去想起における
解釈学的変形**と呼んだ。

　　思い出は過去の出来事のありのままの再現ではない。それは経
　　験の遠近法による濾過と選別とを通じて一種の「解釈学的変形」
　　を被った出来事である

〔野家啓一. 物語の哲学. 増補版（岩波現代文庫）. 東京：岩波書店；2005. p.121〕[6]

　意識的であろうと、無意識的であろうと、言語によって何かを表現する
とき、そこには関心の遠近法が働いており、記録に値する有意味な情報の
取捨選択がなされている。このことはまた、個人の思い出に限らず、歴史
的事実もまた例外ではない。

　　「歴史的事実」なるものは、絶えざる「解釈学的変形」の過程を
　　通じて濾過され沈殿していった共同体の記憶のようなものであ
　　る

〔野家啓一. 物語の哲学. 増補版（岩波現代文庫）. 東京：岩波書店；2005. p.13〕⁶⁾

　解釈学的変形を受けた共同体の記憶、それはアーサー・ダントー Arthur Coleman Danto が仮構した「理想的年代記作者」*2 による線形時間の数直線状に配列された歴史的出来事記述とは対照的なものであり、野家さんは後者を歴史の側面図と呼び、前者を歴史の正面図と呼んで峻別している。この対比は、正確な時刻を表示する「ニュートンの時計」と、主観のうちに経験する人の時間感覚の対比に似ている。

　過去想起説は、個人の想起体験を基盤とした体験的過去に限定された理論であるが、それを歴史的過去まで拡張したのが、野家さんのナラトロジー（物語の哲学）である。そして、体験的過去と歴史的過去をつなぐ鍵概念は「物語り（フィクションという意味の"物語"ではなく）」であり、それはまた、歴史的過去において、体験的過去の想起に相当する営みともいえる。

　　自然的出来事が位置価をもちうる人間的関心の文脈こそが「物語り」にほかならない。その物語りの中に位置価をもたないほとんどの自然現象は、出来事として認知されることすらなく、ただ過ぎ去っていくのみである

〔野家啓一. 物語の哲学. 増補版（岩波現代文庫）. 東京：岩波書店；2005. pp.314-5〕⁶⁾

---

*2　野家啓一さんによれば、
　ダントーの言う「理想的年代記」とは、時間的に継起する出来事を、すべてそれが起こった瞬間に書き記しておく膨大な歴史年表のようなものである。それゆえ、理想的な年代記作者は、他人の心の中までも含めてあらゆる出来事を瞬時に把握し、それを筆写する超人的能力を備えているものと仮定されている。いわば、ラプラスのデーモンの歴史学者版である

〔野家啓一. 物語の哲学. 増補版（岩波現代文庫）. 東京：岩波書店；2005. p.11〕⁶⁾

歴史的事実は、それ自体で「神意」や「運命」といった意味を
もつものではありません。人生の意味や目的を決定するのがわ
れわれ自身であるように、歴史の意味の決定もわれわれ自身の
手にゆだねられています

〔野家啓一. 歴史を哲学する─七日間の集中講義（岩波現代文庫）.
東京：岩波書店；2016. p. 80〕[5]

　過去の実在は、歴史的過去を体験的過去に結び合わせ、知覚的現在に接
続する「物語り」のネットワークの中で志向的に構成され、そして意味づ
けられていく。

【夜空にきらめく星々、あなたにはどう映るだろうか】

　夜空に瞬く無数の星々を線でつなぐこと、その仕方は文化的関心によっ
て駆動され、「サソリ」や「オリオン」などの星座を形づくる。しかしな
がら、たとえば白ウサギは、夜空の星を見上げて、そこに「サソリ」だと
か「オリオン」を見出すことはないだろう。言葉をもたないウサギは、夜
空にそのような意味や価値を抱くことはない。とはいえ、このことは僕ら
人間にとっても同じかもしれない。つまり、**見出すことのできない意味や
価値を含んだ世界が、じつはたくさんある**ということだ。関心の向けられ
ない過去の出来事が、出来事として人や社会に認識されず、歴史にも刻ま
れることなく、ただ過ぎ去っていくのと同じように。

　思い出や歴史的事実が「解釈的変形」をともなった出来事であり、過去
の出来事のありのままの再現ではないということはまた、物事の「意味」
や「価値」は人の欲望や関心に応じて編み上げられていくということでも
ある。**時を想うこと、夜空に何があるのかを考えることは、意味とは何**

か、価値とは何か、そうした根源的テーマの本質的洞察可能性を含んでい
る。

　僕たちは「意味がある」とか「価値がある」という言葉を生活の中で当
たり前のように使っているし、意味や価値のない世界を想像することのほ
うが難しいかもしれない。実際、瞳に映る世界には、美しさや味気なさ、
切なさや儚さというような、意味や価値が宿っていて、それが日常と呼ば
れるようなものだったりする。あるいは、「お金には価値がある」とか、
「こうすることには意味がある」という仕方で、出来事や事物に対して価
値や意味を意識せざるをえないともいえる。ただ、少しだけ立ち止まって
考えてみれば、意味や価値が「ある」というのは、ボールが「ある」と
か、ケーキが「ある」というときの「ある」ではなく、時間や過去の実在
の仕方と類似していることに気がつく。

　「〜がある」という言葉には、異なった2つの概念の記述可能性がある。
僕たちは往々にして両者を混同しているが、**実在としての「ある」**と**認識
としての「ある」**とは、同じ「ある」でも、まるで異なった概念なのだ。
つまり、ボールやケーキは、実在としての「ある」なのに対して、意味や
価値は認識としての「ある」ということ。意味や価値は手のひらに乗せて
眺めることができるような「ある」ではなく、その都度、認識されていく
ものである。

　そして、「薬の効果がある」というときの「ある」も、やはり認識とし
ての「ある」に近い。人によって薬の効果の感じ方がさまざまであること
がその傍証である。あるいはこう考えてもよいかもしれない。「This med-
icine is very effective（この薬はとてもよく効く）」という文章中に現れる
「is」と、「This medicine is an antihypertensive drug（この薬は降圧薬で

す)」というときの「is」、その差異とは何か？

　たとえば、ここに90％の確率で確実に病気を治す薬があるとする。この薬には10％の確率で死んでしまう副作用もある。あなたが風邪をひいていたら、この薬を飲みたいと思うだろうか？　90％は確実に治るけど10％は死んでしまう薬であるのなら、風邪やインフルエンザくらいでこの薬を飲もうと考える人は少ないだろう。では、糖尿病だったらどうだろうか？　やはり飲まない人のほうが多いのではないかと思う。では、脳卒中で寝たきりになってしまったらどうだろうか？　寝たきりが治るのなら90％に賭けてみたい気もする。末期がんで余命1カ月だったらどうだろうか？　余命1カ月なら90％という数値は大きな希望となるかもしれない。

　同じ薬の効果であっても、薬を飲む人が置かれている立場や状況によって、その認識はさまざまであることがわかると思う。少なくとも、薬の効果は「人によって〜」という仕方で記述される関係的（あるいは文脈依存的）な性質を含んでいる。つまり薬の効果を論じる際には、薬という化学物質そのものの実在についてだけでなく、人の認識という外部の「関係項」が必要不可欠なのだ。薬の効果は薬効成分という化学物質の中に実在するのかもしれないが、それはあくまでも潜在的な性質に過ぎず、生活レベルで認識できる効果の特性と同一ではない。むしろ、薬を飲む人の文脈こそが、その効果の特性に意味を付与していく。薬を飲む人それぞれの「物語り」の中に、薬は生活の一部として、その人の生に、具体的なかかわりを有するようになる。

1.2節　差異化という補助線

　何かを理解するということは、物事の筋道がわかるとか、人の気持ちや立場がわかるとか、そうしたことよりはむしろ、これまで意識して眺めることのなかった差異を発見することに近い。むろん、理解という営みのすべてがそうだとは思わないけれども、少なくとも、夜空の星々の連なりをオリオン（神）やサソリと理解することは、もともとは切れ目の入っていない混沌とした世界に、人の関心に応じた切れ目を入れて差異化し、特定のまとまりをつけることである。差異化のプロセスは、僕たちが生きるこの世界に秩序をもたらし、生活に意味や価値を付与していく。

　とはいえ、日常生活で「差異」という言葉をあえて使う場面は少ない。単に「差」ということのほうが多いし、差を言葉にしなくても「（何かと比べて）〜のほうが」という仕方で、僕たちは漠然と差異を考えている。このことはまた、「差異」という言葉について「ほかのものとは異なる点」というような、ごく常識的な意味合いでしか、その概念に触れていないことでもある。

【何かを理解するとはどういうことなのか】

　程度の差はあれ、僕たちの意思決定には葛藤が付きまとう。迷いなく即断できるほど強い精神をもち合わせている人は決して多くない。それが重大な責任を負っているときならなおさらであろう。いくつかある選択肢の中で迷い、悩み、ときに苦しむ。その葛藤の落としどころを探る唯一の方法が「比較」という名の選択肢の差異化であり、どちらがより好ましいの

かを判断する意味や価値の探索である。

　焼肉にするか、ラーメンにするか。あのパソコンと、このパソコンでは
一体どちらがよいのか。あるいは薬を飲んだほうがよいのか、どの薬が一
番に効くのか。人の生活には、意味や価値を探す経験がありふれている。
そして、関心に応じた差異化を行わなければ、意思決定さえままならな
い。差異化して「理解」をしないと不安さえ覚えてしまう。灰色の何かを
灰色のままではなく、白なのか、黒なのか、明確に線引きを行い、そのど
ちらかを受け入れること、それこそが理解であり、判断や決断のよりどこ
ろになるものである。理解は、あらかじめ物事に備わっている（と信じら
れている）意味や価値を正しく読み取ることではないのだ。それは**意味や
価値の創出であり、差異の発見はそのきっかけになるもの**である。

　差異化が適用されるのは、関心が向けられるあらゆる出来事であり、必
ずしも家電製品や食品のようなモノだけではない。ときに生物種にも向け
られる。他者と自分はもちろん、動物と人間を差異化しなければ、現代社
会で生きていくことは難しいだろう。しかし、他者と自分を差異化するこ
との延長線上には少なからず差別の感情が宿る。分割線のこちら側と向こ
う側という仕方が理解の一種なのだとしたら、**理解とは差別感情と表裏一
体**なのだ。

【差異化と差別感情】

　理解は、意味や価値を付与するという意味において、それだけで創造的
な営みの一つである。しかし、付与される意味が必ずしも人の生活を豊か
にするとは限らない。それはときに、何かを創ろうとする態度よりも、何
かを強く批判したり、あるいは理不尽な修正を強要したりする態度である

ことも多い。その身近な例が「いじめ」だ。

　理解は往々にして他者との円滑なコミュニケーションを連想させるが、ときに「いじめ」に対する根本的な動機になりうる。なぜなら、人は関心が向いた先にある差異に目を奪われると、意識せずとも差別的な感情を抱いてしまうからだ。その関心の先にある差異は「普通」とは違う何かであるかもしれないし、経済的な格差や社会的立場であるかもしれない。しかし、いつだって差別的な感情を抱く明確かつ合理的な根拠は存在しない。「差別はいけない」というけれども、差別という言葉を使っている時点で、すでに差別的感情が存在している。差別で難しいのは、そこに直観的な快不快に関する感情が入り交じっていることだ。**差別を合理的に捉えれば捉えるほど、差別感情は輪郭を帯びてくることになる。**

　人は秩序から混沌への移行、つまり「理解」と逆行することを受け入れがたく感じる[*3]。体の不調を感じたとき、その不調が生活を大きく脅かすのだとしたら、その状態の原因を知りたいと思うし、原因不明の身体的不条理を抱えたまま生活することには不安を覚えるだろう。身体的な正常と異常を差異化して、自分の健康状態を理解したいという欲求、それによって不安を軽減したいという想い。医療にはそんな期待が込められる。

　医学は身体状況の異常と正常の間を線引きし、身体の不調を理解する営みの1つであり、医療は異常を正常たらしめようとする行為である。語弊を恐れずにいえば、病気や不健康という概念も差別の一種なのだ。人間の本来の生物学的な身体のありようを「健康」と定義し、そこから逸脱した状態を「不健康」や「病気」と名づけて排除していく。こうした枠組みの

[*3]　理解したいという欲求がない対象については、人の関心の標的ではなく、そもそも差別や区別の対象にもならないだろう。

中で医療者は治療やケアを考えている。だから医療現場は差別感情の中にあるといってもよいかもしれない。

　むろん、健康と不健康の線引きは差別ではなく区別であるという意見もあるかもしれない。取り扱いに差をつけるような差別には、ある種の不当性が付きまとう。無根拠に不平等的に扱うことこそが差別であり、それは区別することとは異なるのだといえば、それなりの説得力を感じる。僕たちは、人種差別はいけないことだと思っているけれども、人は人、自分は自分、そうやって区別しなければ社会生活は営めない。むしろ、社会性を有する生き物だからこそ、区別という概念は必要不可欠ともいえる。ただ、本当のところ、差別と区別は何がどう違うのか。差別はダメで、区別は必要であるとはどういうことなのだろうか。

　取り扱いに差をつけず、すべてを平等に扱うことが絶対的に正しいことなのだろうか。たとえば、子どもと大人を区別せず、それぞれに平等の権利を認めた社会を想像してみると、それがさまざまな問題をはらんでいるように思われる。あるいは犬と人間でもよいだろう。なかなか厄介な社会問題が引き起こされそうだ[*4]。

　社会・文化的規範によって、何が不当なのかの価値観は変わるし、そもそも人と人との差別ではなく、生き物全体として考えてみたら「不当性」という概念では差別と区別の差異を明確に論じることは難しい。僕たちは、動物の肉を食べる一方で、動物に対して家族同様に接したりもする。

[*4] これは想像上の話でもなく、まさにわが国の歴史の中にも類例を見出すことができる。江戸時代前期、第5代将軍徳川綱吉によって制定された「生類憐みの令」である。保護する対象は捨て子や病人、そして動物である犬、猫、鳥、魚類、貝類、昆虫類などにまで及んだ。特に犬を保護したとされることが多く、綱吉が「犬公方」と呼ばれる一因となったことは周知の事実であろう。

食べてよい動物と、そうでない動物をどう選り分けているのだろうか*5。そこにこそ区別という言葉に包まれた、何がしかの差別感情が潜んでいるような気がする。

　哲学者の中島義道さんは『差別感情の哲学』7）という本で、区別という言葉は往々にして「差別はいけない」という人から発せられると指摘している。

> 差別問題において「これは、差別ではなく区別だ」と言い張る人は、「自然である」という言葉を因習的・非反省的に使いたくてうずうずしている
>
> 〔中島義道. 差別感情の哲学（講談社学術文庫）. 東京：講談社；2015. p.20〕7）

　それが当たり前（自然）だ、という言葉に行き着くことによって思考を停止する。当たり前の区別だから、というように。しかし、そもそも差別を意識しないのであれば、区別さえも意識しないことであろう。

　「差別と区別を区別する」という考えに惑わされてはいけない。何が正当化され、何が正当化されないのか、一義的には決められないはずなのだから。分割線は容易には引けないし、そこに引かなければいけない明確な根拠も合理的な理由もない。「人はむしろ差別感情を完全に捨て去ることはできない」と開き直ったほうがいくらかましかもしれない。だからといって、差別してもよいということにはもちろんならないのだけれども、少なくとも差別を問題にする人こそが、鋭敏な差別感情をもっているということに自覚的でいたい。

---

*5　この線引きが容易ではないことについては、伊勢田哲治さんによる『動物からの倫理学入門』8）を参照されたい。

【「生きる」と「生活する」の差異】

　それが当たり前（自然）だ、という言葉に行き着くことによる思考停止は、ときに社会全体に不穏で危険な思想をもたらすこともある。たとえば、「生きる」と「生活する」の差異について考えてみよう。「生きる」とは、生物学的な意味において、呼吸をして心臓が動いて全身に血液が循環して細胞が分裂を続けながら生体反応を維持することである。もっと詳細に分析すれば分子レベルで生命活動を語ることもできるだろう。他方で「生活する」とはどういうことだろうか。

　「生きる」と「生活する」の違いが顕著に表れるのが「寝たきり」という状態である。寝たきりであろうが確かに人は生きている。しかし、直観によれば、そこには「生活する」といった要素は希薄化している。少なくとも寝たきりでない人の「生」に比べて、寝たきりの人の「生」には何かが欠けているように感じられることは確かであろう。

　寝たきりという状態にポジティブな価値を見出すことは一般的には難しいかもしれない。とはいえ、寝たきりではない状態との差異を端的に言語化することは難しい。「生活する」から「生きる」を差し引いた後に残るものは何だろう。それこそが僕たちが無自覚に差異化してしまった意味や価値であり、また差別感情の源泉なのかもしれない。

　生に対する「価値」を直視しづらいというのなら、こう問い直してもよい。僕らは、「寝たきりになったらどうするか」と「寝たきりにならないためにどうするか」ついて、どちらにより関心があるだろうか？　一般的には後者に価値を見出すことだろう。しかし、後者に価値を見出すのはなぜだろうか？　寝たきりになってしまったら生きる価値はないと考えてい

るからだろうか？　そうであれば、やはり寝たきりの人は「生きている」けれども、「生活する」という観点でみれば何かが欠如している、生きている価値が割り引かれているということになる。生活を「疎外」されている状態は本来の「生」ではないというように。ただ、やはりここでまた疑問が湧いてきてしまう。

——本来の「生」とはなんなのか？

　寝たきりといわれる状態にも階層、つまり程度がある。たとえば上体を起こすことができる、車椅子に移乗できる、嚥下が良好で食事が介助なしで摂取できる、会話が可能で意思疎通が問題ない、寝返りが可能、といったレベルから、意思疎通困難、自身で寝返りがうてない、嚥下困難な状態までさまざまだ。寝たきりにも階層があるのなら、どんな寝たきりならよくて、どんな寝たきりならダメなのか、という価値の線引き問題に近づいていく。そしてそれは、どんな「生」になら生きる価値があって、どんな「生」になら生きる価値がないのか、についての境界線と重なっていく。しかし、こうした問いの立て方こそが、ある種の危険性を帯びている。

　2016 年 7 月 26 日未明、神奈川県相模原市の知的障がい者福祉施設に、同施設の元職員の男が侵入し、所持していた刃物で入所者 19 人を殺害し、入所者と職員合計 26 人に重軽傷を負わせる事件が発生した。相模原障がい者施設殺傷事件と呼ばれるこの事件の犯行に及んだ男は、障がい者の命のあり方について「彼らを生かすために莫大な費用がかかっている」「障がい者は不幸をつくることしかできない」「障がい者が安楽死できる世界を望む」といった趣旨の発言を繰り返していたという。

　「死んだほうがよい人間がいる」という考え方は、優秀な遺伝形質を多

く残し、劣等なものは排除するのが望ましいと考えたナチス・ドイツ政権によるユダヤ人の大量虐殺と地続きであるように感じてしまう。「健康的な生活を送ることが人間の本来の姿だ」ということを真に正しい価値としてしまえば、永続的な障害を有する人はもはや人間の本来の姿を取り戻すことはできない。「本来性」という考え方の危険性について、哲学者の國分功一郎さんは著書『暇と退屈の倫理学』[9]でわかりやすく解説している。

　　〈本来的なもの〉は大変危険なイメージである。なぜならばそれは強制的だからである。何かが〈本来的なもの〉と決定されてしまうと、あらゆる人間に対してその「本来的」な姿が強制されることになる。本来性の概念は人から自由を奪う。
　　それだけではない。〈本来的なもの〉が強制的であるということは、そこから外れる人は排除されるということでもある。何かによって人間の「本来の姿」が決定されたなら、人々にはそれが強制され、どうしてもそこに入れない人間は、人間にあらざる者として排除されることになる

〔國分功一郎. 暇と退屈の倫理学. 増補新版. 東京：太田出版；2015. p.172〕[9]

　本来性という考え方から距離をとるために、僕たちは、「生活する」と「生きる」の間に広がるグラデーションに関心を向けなければならない。そのためには、差異化というプロセスが、いかに非合理的で根拠なき営みなのかを知る必要がある。

【差異は実在しない。それは関心と認識の問題】

　アヒルの群れの中で、他のアヒルと異なる姿の雛が生まれ、その雛はまわりの雛からいじめられてしまうという話がある。その名も『醜い家鴨の

子』[10] という童話はデンマークの作家、ハンス・クリスチャン・アンデルセン Hans Christian Andersen によるものである。醜いといじめられていた雛はじつは美しい白鳥だったというオチだが、重要なのはこの話の内容そのものではない。

　アヒルの子の群れにいる複数のアヒルの子たちは、僕らにとって同じように見えるはずである。くちばしの長さが極端に異なるとか、目の大きさに特徴的な違いがあるとか、そのような場合を除いて、アヒルの子を1羽ずつ明確に識別することは専門家でもない限り難しいだろう。しかし、アヒルの子と醜いアヒルの子は同じようには見えない。アヒルの子と、醜いアヒルの子の区別が容易なのは、どこを比較すれば両者が別の種なのかを先に決めてかかっているからなのだ。

　障害をもつ人と障害をもたない人、明確な差異があるように思えるのも、「異常」と「正常」について、どんなことに関心を向ければよいのかあらかじめ理解しているからである。想像してみてほしい。僕らとは言語や思考、文化などがまったく異なる地球外の高度知的生命体が、障害をもつ人間と障害をもたない人間の間に、どのような差異を見出すだろうか。障害をもつ人と障害をもたない人、この二者において差異よりも共通点のほうが圧倒的に多いことだろう。身体を構成しているさまざまな化学物質、臓器の形や配置、細胞内小器官の種類と役割、循環器の機能と循環動態、話す言語……。つまり、両者の類似点は無数に存在し、障害をもたない人同士の類似点とほぼ同等である。じつは、認識対象からある特徴を選び出すだけでは、対象を複数のクラスに分けることは不可能であることが、数学的にも証明されている。

　「関心のない二物は等しい」という、強烈なインパクトを有するこの定

理は、1969年に理論物理学者・情報理論学者の渡辺慧さんが提唱し、「み
にくいアヒルの子の定理(ugly duckling theorem)」と呼ばれている[11]。

　二者の比較とは、両者の間に、何らかの関心に基づく視点をもち込み、
その視点で相違点を見出していくプロセスである。しかし、比較観点とな
りうる視点は無数に存在し、本来そのどれを重視するかは人の関心に依存
している。もし、着目していた視点に対する関心を一切排除するのなら
ば、二者はほぼ同じものとして捉えることができるだろう[12]。「n+1」と
「n」においてnが途方もなく大きな数字であれば「+1」の差異など存在
しないも同然である。

　薬の効果もまた同じように考えることができる。詳細は2章以降で順次
解説していくが、簡単に概要を述べておこう。端的には、あらゆる2群間
(たとえばプラセボと実薬の心血管アウトカム)の統計学的有意差は、あ
る価値観に基づいて差があるというだけで、両群のアウトカムに関して、
その共通点の「数」でみれば明確な差はない。薬物治療を行った場合と行
わなかった場合とで、将来的な心臓病の発症リスクに統計学的に有意な差
を認めるかもしれない。しかし、心臓病の発症という関心を排除すると、
そこで浮き彫りになるのは治療を受けようが受けまいが、それほど変わら
ない人生の存在だ。結局のところ、肺炎で死亡するかもしれず、あるいは
交通事故で亡くなってしまうかもしれない。死んでしまう原因は僕らが思
うほど単純なものではない。

　　「どちらに決めても、大差はないんだと思うよ」〈中略〉「あの時
　　ああしてれば、とか、こうしてれば、とかいうのは、結局どっ
　　ちを選んでいても同じような結果になるんだって」
　　　　　　　　〔伊坂幸太郎. 終末のフール（集英社文庫）. 東京：集英社 2009. p. 49〕[13]

伊坂幸太郎さんの小説『終末のフール』[13]の一節である。今目の前にある結果が、さまざまな原因による複雑な影響の果てにもたらされたものなのであれば、単一の原因が結果に与える影響はごくわずかでしかないのかもしれない。みにくいアヒルの子の定理に従えば、たいていの薬は、それを飲もうが飲むまいが、その後にもたらされる事態は大きく変わらないことを示唆する。

　むろん、例外もあるだろうし、説得力のある反論もできないわけではない。3章で詳しく論じるが、気管支喘息に対する吸入ステロイドや1型糖尿病に対するインスリンが、多くの命を救ったことは紛れもない事実である。また「n＋1」と「n」の比較において、nが変化すれば、「＋1」という差異が与える社会的意味や認識的理解は大きく変わるということもあるだろう。さらに、「＋1」という差異に付与する意味や価値そのものも、社会状況によって大きく異なるかもしれない。

　しかし、関心の向け方次第で、薬剤効果などどうにでも認識できるという側面があることは事実である。このことを理解するためにはいくつかのフレームワークが必要だ。まずは薬の効果と呼ばれるようなものが、どのような要因によって形作られているのかについて、2章でみていこう。

文　献

1) 鴨長明. 方丈記（https://www.aozora.gr.jp/cards/000196/files/975_15935.html）
2) ジョン・エリス・マクタガート. 永井　均訳. 時間の非実在性（講談社学術文庫）. 東京：講談社；2017.
3) 入不二基義. 時間は実在するか（講談社現代新書）. 東京：講談社；2002.
4) アイザック・ニュートン. 中野猿人訳. プリンシピア 自然哲学の数学的原理. 第1編 物体の運動（ブルーバックス）. 東京：講談社；2019.
5) 野家啓一. 歴史を哲学する—七日間の集中講義（岩波現代文庫）. 東京：岩波書店；2016.

6）野家啓一．物語の哲学．増補版（岩波現代文庫）．東京：岩波書店；2005．

7）中島義道．差別感情の哲学（講談社学術文庫）．東京：講談社；2015．

8）伊勢田哲治．動物からの倫理学入門．名古屋：名古屋大学出版会；2008．

9）國分功一郎．暇と退屈の倫理学．増補新版．東京：太田出版；2015．

10）ハンス・クリスチャン・アンデルゼン．菊池　寛訳．醜い家鴨の子（https://www.aozora.gr.jp/cards/000019/files/42386_21530.html）

11）Watanabe S. Knowing and guessing：A quantitative study of inference and Information. John Wiley & Sons 1969.

12）Watanabe S. Epistemological relativity. Logico-linguistic source of relativity. Annals of the Japan Association for Philosophy of Science 1986；7：1-14.

13）伊坂幸太郎．終末のフール（集英社文庫）．東京：集英社；2009．

2 章

薬剤効果の感覚質

2.1 節　数値に表せない薬の効果

　薬を服用した後に、何らかの体調の変化を感じる。こうした経験のうちに、薬の効果と呼べるような何かがあることに疑念の余地は少ない。それが有益な変化であれ、有害な変化であれ、効果と呼ばれる現象に違いはなく、前者を有効性、後者を有害性などと呼んで区別しているに過ぎない。ただ、生活の中で人が経験しうる健康状態の変化は、個人の関心に応じて、その意味や価値もまた変化する。ある人にとっては、日々悩まされていた身体症状が劇的に改善したという効果も、別の誰かにとっては、日常に変化を加えるほどの効果を実感できるものではないかもしれない。

【現象を救うこと】

　人間の感覚的な意識や、それにともなう経験をクオリア（qualia）と呼ぶ。日本語で「感覚質」と翻訳されるこの概念は、僕たちが主観の内に体験できる現象、統計データでは客観的に記述できない何かといってもよいだろう。クオリアの例としてよく取り上げられるのが「赤色」を見つめたときに感じる「赤さ」だ。この「赤さ」は僕たちの主観の内に感じるものであるが、その情動を言葉にしても、単に「赤さ」としか表現できないだ

ろうし、この情動を客観的な数値に示すことは不可能である。そして、クオリアとしての「赤さ」は人それぞれで異なっている可能性があるということと、それにもかかわらず自己の「赤さ」と他者の「赤さ」の差異を知ることは絶対的に不可能であることの両方に意識的でいなければならない。

　ある薬（もしくはサプリメントや食品など）に効果があることを意味した統計データがあったとしても、データとして表現された効果と、人それぞれのクオリアとして体験できる効果は必ずしも一致しない。「薬が効いた（あるいは効かない）」というようなクオリアは、物理学的あるいは生理学的因果と呼ばれるような科学的真理（事実）とは独立しているからである。少なくとも、統計データは集団におけるクオリアの平均、もしくは集団として観察したときに生じる現象の変化を断片的に抜き出したものであり、それはまた生活レベルで経験できる日常の変化とは異なる。だからこそ、僕たちはプラセボでも（あるいは祈りのようなものでもよい）、何らかの効果を経験のうちに感じ取ることができるのだ。

　むろん、薬の効果が必ずしもすべてクオリアで説明しつくせるわけではない。そうであるのなら、人類がこれまで築き上げてきた科学は無意味なものとなってしまう。科学が不要か、否かと問えば、端的に必要である。むろん、科学をどう定義するかにもよるかもしれないが、信仰と祈りだけでは今日の経済発展、技術革新は起こりえなかった。他方で、人は科学的な世界像だけを生きているわけではないということもまた、紛れもない事実である。僕たちが生きている日常の中に目を凝らせば、科学的ではないもの、あるいは非合理的なものは決して少なくない。願いや祈りは人生にとって無意味ではないし、そこには人の幸福につながる強い価値を宿している。
　また、健康によくないと知りつつも飲酒や喫煙をすることもあるだろうし、その延長線上には違法薬物等への依存がある（依存については **8** 章で

考察する）。科学や合理性と距離を置きながら、自分の抱いたイメージの
うちに生きること、それでも幸せを感じることができるのが人間なのだ。

　僕と同世代のドイツ人哲学者、マルクス・ガブリエル Markus Gabriel
は著書『「私」は脳ではない─ 21 世紀のための精神の哲学』[1] で、人を人
たらしめているのは、論理的かつ感情抜きで物事に対処するだけではない
ところにあると指摘する。

> 　人間は錯覚に陥りやすい自己イメージを作り出し、それらを他
> の人々とともに賛美し、育み、また、それらの自己イメージが
> 有害だと判明すると、変えていく生き物です。だから、私たちに
> は、馬鹿馬鹿しいことや皮肉なことをする権利、同じように幻
> 想を追い求めようとする他者を害さないかぎりにおいて、自分
> もまた幻想を追い求め、自分なりに幸せになる権利があるのです

〔マルクス・ガブリエル．姫田多佳子訳．「私」は脳ではない─ 21 世紀のための精神の哲学
（講談社選書メチエ）．東京：講談社；2019. pp.141-2〕[1]

　人間の生活の大部分、倫理や政治と呼ばれるものでさえ、クオリアを考
慮して初めて理解できるものであるというガブリエルの主張は、**科学的真
理が存在するからといって、人の生活のすべてが科学的真理に従っている
わけではないということでもある**[*1]。むしろ、人の生活、あるいは日常と
呼ばれるような変化を語ることに長けているのは、科学というよりは文学
なのかもしれない。ガブリエルの名を日本で一挙に知らしめることになっ
た哲学エッセイ『**なぜ世界は存在しないのか**』[2] で、彼は、科学理論だけ

---

　*1　このことはまた、薬の効果について、その科学的真理とクオリアのギャップをプラセボ効
　　果と呼ぶのか、宗教的儀礼の恩恵と呼ぶのか、奇跡と呼ぶのか、その境界線が厳密には機
　　能していないという議論にもつながるテーマである。つまり、事実とウソの境界線は実在
　　しないということなのだが、このテーマについては 2 部で論じる。

が現象を救うわけではない、ライナー・マリア・リルケ Rainer Maria
Rilke のような詩人たちのほうが現象を救うものとしてより優れているの
ではないか、と語る。

> わたしたちの日常言語は不十分なもので、わたしたちの体験す
> ることを本当に捉えることはできません。それだけに、ライ
> ナー・マリア・リルケのような詩人たちのほうが優れた現象学
> 者――現象を救うもの――であると、はっきり示されることが
> あります
>
> 〔マルクス・ガブリエル．清水一浩訳．なぜ世界は存在しないのか（講談社選書メチエ）．東京：
> 講談社：2018. p.140〕2)

　僕はこの「現象を救う」*2 という言葉が好きだ。この言葉を用いた哲学
者として、僕が名を知っているのは、フラーセンである。バスティアー
ン・コルネリス・ファン・フラーセン Bastiaan Cornelis van Fraassen は米
国の科学哲学者で、1980 年の著書『科学的世界像』3)（邦訳は 1986 年）に
おいて、科学的反実在論の立場から**構成主義的経験論（constructive
empiricism）**を提唱した。

　科学的実在論とは、科学において措定される観察不可能な事物が、僕た
ちの認識とは独立して存在するという考え方のことである。それは、しば
しば「成熟した科学で受け入れられている科学理論は近似的に真（ap-
proximately true）である」という形で定式化される4)。端的にいえば、素
粒子のような理論対象が現実に実在するという立場を科学的実在論と考え
てもらえばよい5)。
　フラーセンは科学的実在論、すなわち理論対象が認識とは独立に実在す

---

*2　「現象を救う」〔appárentias salvare, save the phenomena〕とは、古代ギリシアで惑星の不
　　規則な運動（現象）を説明する整合的な仮説（救う）を指す。プラトンに由来する。

るという立場と意見を異にする反実在論者である。科学理論は現象を救う
ための道具にすぎず、理論対象の実在にコミットする必要はないというわ
けだ。

> 一つの科学理論の承認に含まれる信念は、その理論が、「現象を
> 救う」ということ、つまり観察可能なものを正しく記述する、
> ということだけである
>
> 〔B.C.ファン・フラーセン. 丹治信春訳. 科学的世界像. 東京：紀伊國屋書店；1986. p.26〕[3]

　素粒子が実在するのか、ということよりも素粒子物理学の理論が生活レ
ベルでの現象をうまく説明できているかどうかのほうが重要である。この
極めてプラグマティックな考え方は、薬の効果について論じる際にも有効
だ。むろん、科学理論は観察可能な現象よりも多くの示唆（仮説）を提供
してくれる。科学理論から得られる示唆がなければ、医薬品の新規開発は
ありえないだろう。しかし生活レベルという観点からすれば、薬がどのよ
うに効くのか、たとえば薬理学的な作用機序にかかわる受容体のメカニズ
ムを精密に描く必要性は少ない。

> 物理理論はたしかに、観察可能なものよりもずっと多くのもの
> を記述する。しかし重要なのは経験的十全性であって、観察可
> 能な現象を越えたところでの理論の真偽ではない
>
> 〔B.C.ファン・フラーセン. 丹治信春訳. 科学的世界像. 東京：紀伊國屋書店；1986. p.125〕[3]

　人の歴史的記憶に意味を吹き込もうとする試み、そういう観点からすれ
ば、科学も文学も同じようなところを目指してきたのかもしれない。科学
的知識の解釈も歴史的事実の解釈も、発見ではなくある種の発明に近いも
のなのだろう。哲学者、野家啓一さんの言葉を借りれば、「観察とは生ま

の事実をあるがままに受動的に写しとるのではなく、逆に理論的枠組に則って事実を解釈的に構成する能動的な行為」[6] なのだ。

　紙面に散らばる文字・記号、あるいは絵の具で描かれた鮮やかなキャンバス。そこには何らかの意味の場が付与されている。その意味の場に正しい解釈の筋道など存在しないからこそ、（科学的な）事実性というある種の認識論的特権性から、僕らは自由になることもできる。だからこそ小説を読み、絵画を鑑賞し、そしてそのクオリアについて自由に語ることができる。

【気持ちを処方すること】

　僕が地区休日急患センターからの処方箋を調剤していた頃の話だ。

　夜も 22 時を回るころ、慌てて薬局に駆け込んできた女性が手にしていた処方箋は、彼女の緊迫感とは裏腹に、ずいぶんとあっさりした内容だった。娘さん（1 歳）の薬とのことだったが、処方されていたのはカロナール®細粒（アセトアミノフェン）20%のみであった。発熱時屯用で 5 回分という文字の並びにある 1 回投与量、0.05 g という数字に目を疑った。

　1 歳の女の子に投与すべきカロナール®細粒の量は、少なく見積もっても 0.5 g（アセトアミノフェン 100 mg）というところであろう。これだけの微量投与では、薬理学的な作用に基づく有効性など期待できるはずがない。さすがに処方量の間違いではないかと、電話で処方医に照会を行ったところ、その回答もまた示唆に富むものであった。

「ただの風邪なので、本来は薬もいらないように思います。ただ、何も処方しないで帰すということもまた難しいように思いましたので、

　　ほんの少しの効果を期待しつつ、そうですね、私の気持ちのようなも
　　のを処方してみました」

　何も処方されないことと、何かを処方されたことには大きな違いがあ
る。理屈で説明できる薬理学的な効果と、生活レベルで実感できるクオリ
アとのギャップだ。このギャップとはいったい何だろうか。カロナール®
の極少量処方が示唆しているのは、薬理学的な作用機序に基づく、薬の厳
密な効果以上のものを、僕たちは「効果」として感じている可能性であ
り、この効果を現代医療ではプラセボ効果と呼んでいる。それはまた、薬
理学という科学理論から独立した生活レベルの変化であり、実際的に経験
しうる現象である。

　しかし、プラセボ効果というものを突き詰めて考えていくと、それほど
単純な効果でもないことが浮き彫りとなる。たとえば、薬を飲んだという
思い込みによる薬効感と、自然治癒のような時間経過にともなう症状の消
失を明確に区別するにはどうすればよいだろうか。

【薬剤効果の多因子性モデル】

　プラセボ効果を考察するにあたり、いくつかの研究論文を紐解いていく
と、その全体像がおぼろげながらにみえてくる。たとえば、慢性疼痛に対
する鍼治療の有効性を検討したランダム化比較試験39研究の統合解析の
結果[7]を紹介しよう。この研究では非特異的筋骨格筋系疼痛、変形性関
節症、慢性頭痛に対する鍼治療の効果の大きさを、偽の鍼治療と比較した
場合と、無治療と比較した場合で検討している。なお、効果の大きさは点数
で評価されており、数字が大きいほど大きな効果であることを意味する。

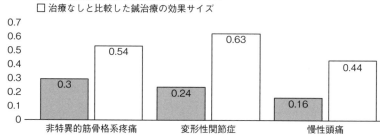

図1　鍼治療の効果サイズ［文献7）より著者作成］

　解析の結果を図1[7]に示す。どの疼痛においても、**偽の鍼治療と比較した場合の効果より、治療なしと比較した効果のほうが大きい**ことがわかる。このことはまた、**偽の鍼治療と治療なしでは、疼痛に対する効果に差がある**ということでもある。どちらも本物の鍼治療はしていないはずなのに、なぜこのようなことが起こるのだろうか。

　鍼治療の効果は大きく、① 鍼そのものの効果、② 鍼治療という施術行為がもたらす効果（施術を受けている安心感などによる効果）、③ 自然経過による痛みの緩和を含む①および②以外の効果、の3つに分けることができる。このうち②と③を広義のプラセボ効果と呼んでもよいだろう（図2）、（③についての詳細は2.2節で解説する）。そして、図2に示した介入効果の構造的理解をもとに、鍼治療の効果を改めて図示すると図3[7]のようになる。

　治療なしと比較した鍼治療の効果サイズと、偽の鍼治療と比較した鍼治療の効果サイズ、その差は**施術行為がもたらしている何らかの効果**と考えることができる。カロナール®極少量投与の事例でいえば、診察、薬剤処方、調剤、服薬説明、服薬という一連のプロセスに相当するものであろう。

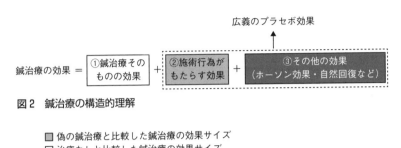

図2　鍼治療の構造的理解

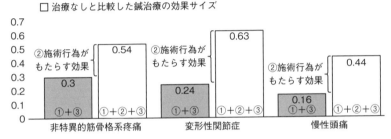

図3　鍼治療の効果サイズ［文献7）より著者作成］

　さらに健康状態の改善には自然治癒による症状の軽快なども影響する。また、遺伝的な要因も健康状態の変化に影響を及ぼす。あるいは生物医学的な観点だけでなく、居住している地域や環境でさえも健康を決定する因子になりうるし、人間の行動スタイルや価値認識も健康状態に大きく影響する。

　薬を含む何らかの治療や医学的介入の効果も、介入そのものの効果だけでなく、介入を受ける人の状況や環境によってさまざまな要因が複雑に影響し合い、それによって主観的な薬効感が生み出されている。これを僕は治療効果の多因子性と呼び、具体的には図4に示したモデルで表すことができると考えている。

　詳細は2.2節で解説するが、ここでは治療効果が複数の要因によって成

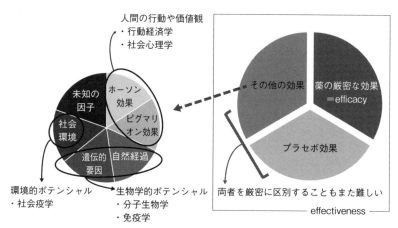

図4　治療効果の多因子性モデル

り立っている点に注目してほしい。便宜上、各要素の割合は等分して示している。
が、この割合は治療を受ける環境や個人の生活習慣、治療の種類でも大きく異なり、厳密に特定することは不可能である。また構成因子の分類の仕方もこの限りではないだろう。

　しかし、このモデルが示唆する重要なポイントは、**何も治療行為をしないことと、治療行為をすることの間には、治療に用いられた薬（医学的介入）そのものの効果以上の差異がある**ということだ。カロナール®細粒20％、0.05 g。それはかすかな風にも吹き飛んでしまうような微量である。薬理学的な効果はほとんど期待できない。それこそ、科学理論的にはナンセンスな処方である。しかし、実際には服用者の生活には小さくない変化を期待することができる。「気持ちの処方」は必ずしも無駄な処方ではないだろうし、状況に応じては極めて安全性に優れ、かつ有益な治療となりうる。この科学理論とクオリアのギャップを架橋し、現象を救うためのフレームワークこそが「治療効果の多因子性モデル」なのだ。

2.2 節　薬の効果を編み上げるもの

　2.1 節で紹介した「治療効果の多因子性モデル」（図 4）を再掲する。薬をはじめとする医学的介入の効果を考える際には、介入そのものの厳密な効果と、介入がもたらす複合的な効果とに分けると、多様な視点が浮き彫りとなる。日本語ではどちらも「効果」と表現することもできてしまうが、英語では前者を efficacy（有効性）、後者を effectiveness（効果）と区別することが多い。

【薬の efficacy（有効性）と effectiveness（効果）】

　薬の効果は、薬理作用に基づく厳密な効果である efficacy と服薬行為がもたらす複合的な効果である effectiveness に分けることができる。effectiveness には、efficacy も含まれているが、それに加え「プラセボ効果」

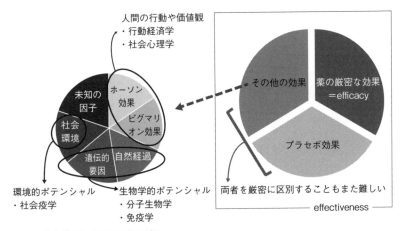

図 4　治療効果の多因子性モデル

および「その他の効果」を含んでいる。2.1 節で指摘したように、「プラセボ効果」と「その他の効果」を厳密に区分することは難しい。たとえば、風邪をひいた際に風邪薬を飲んだところ、鼻やのどの症状が改善したとしよう。しかし、風邪は自然治癒しうる疾患であり、薬を飲んだとしても、その薬効（efficacy）とは独立して症状が改善しうる。その改善の度合いの中には、薬を飲んだ安心感のようなプラセボ的な効果も含まれているはずだが、その割合を厳密に特定することは不可能であろう。個人差も極めて大きく、治療効果の全体（effectiveness）に占める薬の厳密な効果やプラセボ効果、それ以外の要因の影響の割合を推定することは困難である。

　とはいえ、efficacy 以外の要素をすべてプラセボ効果と分類することにもいささかの抵抗がある。少なくとも自然治癒とプラセボ効果は異質なものだろう。治療効果の多因子性モデルでは、effectiveness に占める「その他の効果」を「自然経過」「ホーソン効果」「ピグマリオン効果」「遺伝的要因」「社会環境」に細分する。むろん、これ以外にも未知の要因が薬剤効果に影響を与えているかもしれず、僕らが知る由もないファクターを「未知の因子」としている。

　社会的環境が人の健康状態に大きく影響していることは、これまでに膨大な社会疫学的研究の知見がある[8]。貧困や治安の悪さ、あるいは汚染地域など、劣悪な環境に居住しているのであれば、たとえ薬を飲んでいたとしても、環境的な外部要因によって健康を害することは想像しやすいと思う。遺伝的要因もまた、薬の効果を決定づける重要な因子になりうる。たとえば、肺がん治療薬のゲフィニチブでは、特定の遺伝子を有する人で、延命効果が強く得られることが知られている[*3]。

　本節ではプラセボ効果について改めて解説したうえで、ノセボ効果、

ホーソン効果、ピグマリオン効果について解説する。

【プラセボ効果とノセボ効果】

　プラセボ（偽薬）を投与したにもかかわらず、疾病が改善したり治癒したりするというような、治療効果によい影響をもたらす効果のことを**プラセボ効果**と呼ぶ。プラセボ効果に関する臨床研究はいくつか報告されているが、腰痛に対するプラセボの有効性を検討したランダム化比較試験[9]の結果は示唆に富む。

　この研究では慢性的な腰痛を感じている 97 人が対象となった。通常ケアに加えてプラセボ効果に関する説明をした後に、被験者をプラセボを投与するグループと、通常ケアのみを行うグループの 2 群にランダム化し、3 週間後の痛みの変化を検討している。この研究のポイントは、プラセボを服用した人たちに対して、研究実施者が、「これはプラセボです」とはっきり説明していることにある。

　一般的にプラセボ効果といった場合、自分が飲んでいるプラセボが本物の薬だと信じ込むことによって、期待した通りの効果が得られることを指すが、この研究ではプラセボ群に割り付けられた被験者は、自分がプラセボを飲んでいることを自覚したうえで研究に参加しているのである。

　解析の結果、0~10 点の 11 段階の疼痛評価で、プラセボとわかってプラセボを服用した群では 1.5 点低下、通常ケア群では 0.2 点低下で、統計

[*3]　抗悪性腫瘍薬のゲフィチニブは、「EGFR 遺伝子変異陽性の手術不能または再発非小細胞肺がん」に適用をする薬剤であるが、上皮成長因子受容体（epidermal growth factor receptor：EGFR）遺伝子変異が認められる集団に奏効することが臨床試験のサブグループ解析で明らかとなっている[10]。

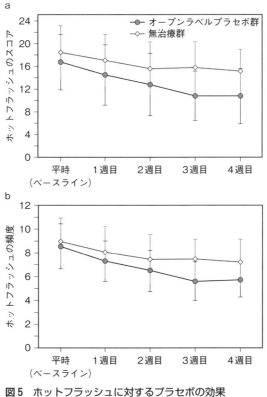

図5　ホットフラッシュに対するプラセボの効果
［文献 11）より引用］

学的にも有意にプラセボ群で疼痛が減少していた（P＜0.001）。つまり、
プラセボとわかってプラセボを服用しても、腰痛が改善するという結果な
のだ。

　また、更年期の女性 100 人を対象とした研究[11] では、無治療群と比較
して、プラセボの投与を受けた群でホットフラッシュ（ほてり）症状が改
善し、その発生頻度も低下した。この研究でもプラセボであることを開示

してプラセボ投与が行われており、点数化されたホットフラッシュ症状の変化を、無治療群と比較している。

　その結果、4週間後のホットフラッシュは無治療群で 18.41 点から 15.15 点への減少だったのに対して、プラセボ群では 16.74 点から 10.72 点へ減少しており、無治療群と比較してプラセボ群で統計学的にも有意な改善が示された（**図5**）[11]。またホットフラッシュの発生頻度についても、プラセボ群で 1.12 回［95％信頼区間 0.43～1.81］少ないことが示されている。

　このようにあらかじめプラセボであることを開示して提供されるプラセボ介入を**オープンラベルプラセボ**と呼ぶ。オープンラベルプラセボに関する研究はいくつかの疾患領域で報告されているが、主に対症的な治療[*4]において有益な効果を得られる可能性が高い[*5]。

　治療によい影響を与える効果をプラセボ効果と呼ぶが、こうした効果は、治療に悪い影響を与えることもある。たとえば、薬の副作用を患者にしっかり説明することで、薬の作用とは関係なく、説明した通りの副作用症状が出ることも少なくない。このような治療に悪い影響を与える効果のことを**ノセボ効果**と呼ぶ。実際、三環系抗うつ薬プラセボと、選択的セロトニン再取り込み阻害薬（selective serotonin reuptake inhibitor：SSRI）プラセボとを比較した研究では、SSRI プラセボに比べて、三環系抗うつ薬プラセボで口渇や傾眠、便秘が多いという研究が報告されている（**表1**）[12]。プラセボ同士の比較なのに、三環系抗うつ薬に特異的な有害事象のリスク

[*4]　対症的治療とは疾患のリスクを低下させ、その発症を予防するような治療ではなく、今現在において患者が感じている症状に対する治療のこと。たとえば、疼痛に対する鎮痛薬や、不眠に対する睡眠導入薬などが挙げられる。

[*5]　オープンラベルプラセボ試験は主に対症的な治療に関する有効性を検討したものが多い。たとえば、過敏性腸症候群[13]、アレルギー性鼻炎[14]、がん関連疲労[15]などに対する有効性が報告されている。

表1　抗うつ薬の副作用に関するノセボ効果

有害事象	オッズ比（95%信頼区間）
口渇	3.5（2.9〜4.2）
眠気	2.7（2.2〜3.4）
便秘	2.7（2.1〜3.6）

［文献 12）より著者作成］

に差が付くことは示唆に富む。

　プラセボ効果が治療に対する期待によって引き出されているのだとしたら、ノセボ効果は副作用への不安や恐れによって引き出されるといえるだろう。実際、抗がん薬の副作用は、患者自身が抱いている予測と相関することが報告されている[16]。こうした患者が抱いている想いと副作用の関連には、副作用の重症度、過去の副作用経験、健康不安の高まりなどが強く影響しており[17]、薬と人との関係性によって、プラセボ効果やノセボ効果の発現の仕方も変わるように思われる。

【ピグマリオン効果とゴーレム効果】

　ピグマリオン効果（pygmalion effect）は米国の心理学者、ロバート・ローゼンタール Robert Rosenthal が提唱したことから**ローゼンタール効果（Rosenthal effect）**とも呼ばれる。端的には、**教師の期待によって学習者の成績が向上する**という効果である[18]。他人から期待をもって関わられると、学業やスポーツの成績、作業効率などが高まる傾向にあるだろうことは想像しやすいと思う。薬の効果でいえば、医師が患者に期待することで患者の行動変容が起こり、結果として大きな治療効果が得られることもありうる。ちなみに、他人から期待されない、つまり悪い印象をもって関わられることで、学業やスポーツの成績、作業効率などが下がる現象のことを**ゴーレム効果（Golem effect）**と呼ぶ。

【ホーソン効果】

　ホーソン効果（Hawthorne effect）とは、他者から注目されることで、労働者の生産効率が上がる効果のことである。1924 年から開始された、ウェスタン・エレクトリック社のホーソン工場（米国イリノイ州、ホーソンは旧町名で、現町名はシセロ）における、労働者の生産性に関する研究の中で観察された[19]。臨床においては、患者が信頼している治療者（医師など）に治癒を期待されていると感じることで、生活習慣の是正などの行動変容が促され、疾病コントロールが良好に保たれることもあろう。

　ピグマリオン効果とホーソン効果は、どちらも**期待されているという心理が結果によい影響を及ぼす**という点では同じである。両者の違いは他人が成果を出すのか、自分が成果を出すのかといった立場によるものだ。すなわち、ホーソン効果は**他者**から注目を浴び、期待されることで、**自ら成果を上げよう**とするのに対して、ピグマリオン効果は**自分**が期待する成果を**他者**が出すという点で異なる。

【薬の厳密な効果、その存在割合を想う】

　治療効果が、薬をはじめとする医学的介入そのものの効果だけでなく、さまざまな要因から構成される多因子的なものであることについて、本節ではいくつかの構成要素を例に挙げ、その特徴について論じてきた。では、治療効果に占める薬そのものの厳密な効果はどれほどなのだろうか。厳密にその大きさを特定できないにしても、薬の効果そのものものが極めて大きいのであれば、プラセボ効果をはじめとする多因子的要因の影響をほとんど無視できることになる。

　薬の厳密な効果の存在割合がどの程度なのかを考察するにあたり、プラセボの服薬アドヒアランスと生命予後の関連を検討した研究の結果[20]は示唆に富む（服薬アドヒアランスについては7.2節も参照）。この研究は、プラセボ治療に関する21の研究データを統合解析したものである。解析の結果、プラセボの服薬アドヒアランスがよい人は、そうでない人に比べて死亡リスクが44％低下した。

　死亡を44％減らすという効果を、すべてプラセボに帰することにも違和感を覚えてしまう。プラセボだけで長生きできるかといえば、そういうわけでもなかろう。この場合、**プラセボ効果が長生きに寄与したというよりは、薬をしっかり飲むことに関心が高い人が長生きする**と考えたほうが合理的である。服薬アドヒアランスとは、医師の指示した用法通りに患者が服薬しているかどうか、その度合いのことを意味している。このことはまた、患者がどれほど積極的に薬物治療に関わろうとしているのか、その関心の程度といってもよい。

　つまり服薬アドヒアランスがよい人は、治療に対する関心が高い人であり、より具体的には認知機能が低下しておらず、医師の指示に従順な人で、少しでも健康に不安があれば早期に受診する人であろう。また、普段から食習慣に気をつけている人、予防接種や健康診断を定期的に受けている人、サプリメントも飲んでいる人かもしれない。少なくとも**服薬アドヒアランスのよい患者は、健康志向の強い集団**といえる。

　実際、スタチンのような予防的薬物療法の服薬アドヒアランスが良好な患者は、そうでない患者に比べて、スクリーニング検査や予防接種など、予防医療サービスを受ける可能性が高く[21]、また転倒や骨折、交通事故のリスクが低いことが報告されている[22]。

　このような背景を踏まえて、改めて薬の効果というものを考えたとき、薬剤そのものの効能だけを取り出してしまえば、その効果は僕らが想像しているよりも小さいといえるかもしれない。むろん、すべての薬の効果が小さいなどと主張するつもりもない。しかし、薬の効果はその表現の仕方次第で、大きな効果とも小さな効果ともとれる側面があるのは確かなのだ。

文　献

1) マルクス・ガブリエル．姫田多佳子訳．「私」は脳ではない——21 世紀のための精神の哲学（講談社選書メチエ）．東京：講談社；2019.
2) マルクス・ガブリエル．清水一浩訳．なぜ世界は存在しないのか（講談社選書メチエ）．東京：講談社；2018.
3) B. C. ファン・フラーセン．丹治信春訳．科学的世界像．東京：紀伊國屋書店；1986.
4) 伊勢田哲治．科学的実在論はどこへ向かうのか．Nagoya Journal of Philosophy 2005；4：35-50（http://tiseda.sakura.ne.jp/works/realism.html）.
5) 戸田山和久．科学的実在論を擁護する．名古屋：名古屋大学出版会；2015.
6) 野家啓一．科学の解釈学（講談社学術文庫）．東京：講談社；2013.
7) Vickers AV, Vertosick EA, et al. Acupuncture for chronic pain：Update of an individual patient data meta-analysis. J Pain 2018；19：455-74.
8) Marmot M, Allen JJ. Social determinants of health equity. Am J Public Health 2014；104：S517-9.
9) Carvalho C, Caetano JM, et al. Open-label placebo treatment in chronic low back pain：a randomized controlled trial. Pain 2016；157：2766-72.
10) Mok TS, WuY-L, et al. Gefitinib or carboplatin-paclitaxel in pulmonary adenocarcinoma. N Engl J Med 2009；361：947-57.
11) Pan Y, Meister R, et al. Open-label placebos for menopausal hot flushes：a randomized controlled trial. Sci Rep 2020；10：20090.
12) Rief W, Nestoriuc Y, et al. Differences in adverse effect reporting in placebo groups in SSRI and tricyclic antidepressant trials：a systematic review and meta-analysis. Drug Saf 2009；32：1041-56.
13) Kaptchuk TJ, Friedlander E, et al. Placebos without deception：a randomized controlled trial in irritable bowel syndrome. PLoS One 2010；5：e15591.
14) Schaefer M, Sahin T, et al. Why do open-label placebos work? A randomized controlled

trial of an open-label placebo induction with and without extended information about the placebo effect in allergic rhinitis. PLoS One 2018；13：e0192758.

15) Hoenemeyer TW, Kaptchuk TJ, et al. Open-label placebo treatment for cancer-related fatigue：A randomized-controlled clinical trial. Sci Rep 2018；8：2784.

16) Fletcher C, Wilson C, et al. The relationship between anticipated response and subsequent experience of cancer treatment-related side effects：A meta-analysis comparing effects before and after treatment exposure. Cancer Treat Rev 2018；68：86-93.

17) Smith LE, Webster RK, et al. A systematic review of factors associated with side-effect expectations from medical interventions. Health Expect 2020；23：731-58.

18) Rosenthal R, Jacobson L. Pygmalion in the classroom：Teacher expectation and pupils' intellectual development. Canada：Holt, Rinehart & Winston；1968.

19) Mayo E. The human problems of an industrial civilization. New York：Macmillan；1933.

20) Simpson SH, Eurich DT, et al. A meta-analysis of the association between adherence to drug therapy and mortality. BMJ 2006；333：15.

21) Patrick AR, Shrank WH, et al. The association between statin use and outcomes potentially attributable to an unhealthy lifestyle in older adults. Value Health 2011；14：513-20.

22) Dormuth CR, Patrick AR, et al. Statin adherence and risk of accidents：A cautionary tale. Circulation 2009；119：2051-7.

3章

統計世界と生活世界

3.1節　偶然と必然の狭間で揺らめく科学的世界像

　図らずも自分にとって都合のよい出来事に遭遇したとき、僕らは「運が
よい」とか「幸運に恵まれた」と感じることだろう。たとえば、年末ジャ
ンボ宝くじを 10 枚だけ買ってみたとしよう。むろん、この 10 枚の中に 1
等当選くじが紛れ込んでいる可能性は極めて低い。ちなみに、年末ジャン
ボ宝くじを 1 枚購入した場合の 1 等 2 億円が当たる確率は、おおよそ
1,000 万分の 1 だそうである。これは、ポーカーで最初に配られた 5 枚の
カードがストレートフラッシュである確率に近い。

　しかし、大晦日の抽選会で発表された 1 等の当選番号が、手持ちの 10
枚の宝くじの中にあったとしたら、あなたはどう感じるだろう。きっと幸
運に恵まれたと感じるはずだ。確率的にごくわずかであるはずの出来事が
現実となったとき、僕たちは運のようなものを感じずにはいられない。少
なくとも、その出来事を自分の意志によって引き起こしたとは考えないだ
ろう。そして、自分にとって都合の悪い出来事が突如として起こってし
まったときもまた、それが前もって予測できない事態であればあるほど、
目の前の現実と運の悪さとを結びつけて考えるのではなかろうか。これは
誰のせいでもない、ただ運が悪かったのだ……というように。

【それは偶然なのか、必然なのか……】

　「運」という要素は、意識的か無意識的かにかかわらず、日常の一部、あるいは一側面であることに疑念の余地は少ないだろう。人間の意志に基づく行為の帰結でさえ、「運」という要素を完全に排除することは困難なのかもしれない。数学の試験で満点をとれたのは、勉学に励んだという行為の帰結か、それともたまたま簡単な問題が出たという運によるものか。あるいは、事業で大きく成功したのは、これまでの営業努力の帰結か、それとも単なる運か。当たり前ではあるが、出来事のすべてが人間の意志だけで説明しつくせるものではない。個人の意志の及ばないさまざまな外的要因が複雑に影響し合い、出来事の成り立ちを支えている。少なくとも、意志に基づく人の行為の帰結と、運と呼ばれる何かの境目を、僕たちは明確に語れない。

　「運」という言葉の意味と似た概念として「偶然」を挙げることができる。しかし、両者には微妙に異なる側面もある。たとえば、僕たちは「運がある」とはいうけれど、「偶然がある」とはいわない。あるいは、道端に落ちている500円玉を見つけたとき、「運がよい」と思う人はいるかもしれないが、それが1円玉だったら、運がよいというよりは「偶然見つけた」と感じる人のほうが多いと思う。哲学者の古田徹也さんは、著書『**不道徳的倫理学講義—人生にとって運とは何か**』[1]で、出来事の重要性と良し悪しの価値という側面から運と偶然の違いを論じている。

> 「運」というのは出来事の重要性としばしば深く関係し、よいとか悪いといった価値を帯びうるが、「偶然」それ自体がそうした価値を帯びることはない
>
> 〔古田徹也. 不道徳的倫理学講義—人生にとって運とは何か（ちくま新書）.
> 東京：筑摩書房：2019. p.20〕[1]

　他方で、状況に応じて、「ただの運だよ」とも「ただの偶然だよ」とも
いうことがある。勉強をしなかったにもかかわらず数学の試験で満点がと
れたのは、「ただの運」かもしれないし、「ただの偶然」かもしれない。

　また、運がもたらす帰結を人の意志とは独立した制御不可能なものと捉
え、人知の及びうるところではないという観点で眺めてみると、運は「運
命」という概念に近いものといえる。ところが運命は、偶然というより
も、むしろそれとは対極にある必然に近い意味を帯びている。運と偶然、
運と運命、そして必然、それぞれの言葉に含まれる意味は、緩やかなグラ
デーションを形成しながら、一方の端は偶然に、もう一方の端は必然につ
ながっている。**運、そして運命という言葉の概念が、その一部を共有して
いるように、偶然も必然も明確な仕方で区分けできるような概念ではな
い。**

　たとえば、自分が不遇な環境で育ったとする。社会は経済的に困窮し、
水や食料も満足に手に入らず、電気やガスなど生活に必要な最低限のイン
フラすら整備されていない土地……。そのような場所での生活を余儀なく
される状況だ。こうした境遇に生まれ育つことを「運が悪い」、つまり偶
然がもたらした帰結と捉えることもできるし、「運命にほかならない」と
いうように必然がもたらした帰結と捉えることもできるだろう。

　この世界を偶然という側面から切り取るのか、それとも必然という側面
から切り取るのか、どちらが正しい記述の仕方なのか、という問いかけは
ナンセンスである。世界の成り立ち自体、すなわちカント的物自体[*1]を人
間が知覚することは原理的に不可能であろうし、偶然や必然という考え方
も関心の向け方の問題といえばそれまでかもしれない。

　とはいえ、偶然と必然とを明確に区分けできないなどといってしまうと、たとえば薬をはじめとする医学的な介入の効果を考えたときに、とても厄介な事態を招く。「薬が効いた」という現象を偶然でも必然でもないものとして捉えれば、その効果の実在を客観的に示すことが困難になってしまうからだ。「薬で救われるか救われないかは運による」などといった主張が、現代医療で認められるはずもない。薬の効果が偶然の産物なのか、薬理作用に基づく必然的な現象なのかを区別することができないという事態は、混沌以外の何ものでもない。

　現代医学が科学であるためには、医療がもたらす帰結に対して、それが偶然の影響なのか、必然的にもたらされた結果なのかを明確に線引きしておかねばならない（……ということになっている）。むろん、人の認識で厳密に線引きすることは叶わない。したがって、偶然か必然かの境界線は、確率という仕方で言及するよりほかない。混沌とした世界からの脱却こそが科学の歩みの1つであるのなら、偶然と必然を選り分ける手段として、人は統計学を生み出したといってもよいだろう。そのような観点からすれば、統計学的仮説検定は、混沌からの脱却を図るために生み出された人類の英知である。

---

*1　物自体（thing-in-itself）とは、ドイツの哲学者イマヌエル・カント Immanuel Kant（1724～1804 年）が提唱した概念である。端的には「あるがままのモノそのもの」のことを物自体（ものじたい）と呼ぶ。カントは、人は感覚機能（感性）と判断機能（悟性）を通して世界を見つめているので（それを「現象界」という）、物自体を認識できることはないと考えた。このことは、現代生物学の観点からも大きな矛盾はないように思われる。たとえば、蟻が感じている世界と犬が感じている世界は大きく異なるだろうし、それぞれの生物学的な感覚的機能および認識（関心）に基づく（制限つきの）世界を生きている。こうした世界像を人の認識まで拡張したとき、人の五感が世界のあるがままのモノそのものをまるで鏡のようにきれいに写し取っている確かな根拠など存在しないことに気づくだろう。この宇宙のどこかに生息しているかもしれない高度な生命体なら、この地球上の世界を人間とは別の論理で語り、まったく異なった科学的世界像を構築しているかもしれない。

【統計学的仮説検定】

　一般的にいう統計学的仮説検定とは、あるデータに基づいて何らかの仮説の真偽を客観的かつ合理的に判断するための手続きであり、仮説の設定、検定統計量の選択と算出、有意性の評価の3つの要素からなる。

　たとえば、「糖質ダイエットに効果がある」という仮説を検証するために、カロリー制限ダイエットとの比較研究を行ったとしよう。6人の被験者を糖質ダイエット群、カロリー制限ダイエット群の2群に振り分け、ダイエットの成功率を比較したところ、糖質ダイエット群では67％（2人/3人）、カロリー制限ダイエット群では33％（1人/3人）であった（**表1**）。

表1　6人を対象にダイエットの効果を検討した結果

評価項目	糖質制限ダイエット群	カロリー制限ダイエット群	効果（相対比）
ダイエット成功率	2人/3人（67％）	1人/3人（33％）	2倍

　ダイエット成功率は、カロリー制限ダイエット群と比べて、糖質制限ダイエット群で2倍高い（67％と33％の相対比0.67/0.33）という結果である。では、この結果をもってして糖質制限ダイエットの成功率が高いといえるだろうか。言い換えれば、この結果がもたらされたのは必然だと明言できるだろうか？

　ここで、研究結果に与えうる「偶然」の影響を考察してみたい。「結果として示された相対比で2倍という差異は、偶然に得られたものではないだろうか？」と問うのだ。カロリー制限ダイエット群3人の中に、たまたまダイエットに関心が高い人が1人紛れ込んでいたら、あるいは糖質制限ダイエット群3人の中に、たまたまダイエットに関心のない人が1人紛れ込んでいたら、研究結果は大きく変わることだろう。被験者は各群で3人しかいない。それゆえ1人でも被験者の特性が変わってしまえば、得られ

る研究結果は容易に覆る可能性がある。つまり、この研究で示された2倍という差異は、**極めて偶然の影響を受けやすいと結果**といえる。

　次に被験者を10倍の60人で同じ研究を行ったとする。その結果、糖質制限ダイエット群では67%（20人/30人）、カロリー制限ダイエット群では33%（10人/30人）であった（**表2**）。

表2　60人を対象にダイエットの効果を検討した結果

評価項目	糖質制限 ダイエット群	カロリー制限 ダイエット群	効果（相対比）
ダイエット成功率	20人/30人（67%）	10人/30人（33%）	2倍

　ダイエット成功率は、カロリー制限ダイエット群と比べて、糖質制限ダイエット群でやはり2倍高いという結果である。この示された2倍という差異について、先ほどと同様に偶然に成立しうる可能性を考えてみよう。確かに、この研究結果も偶然の影響を受けている可能性はあるだろう。とはいえ、被験者が6人のときに比べて60人の場合では、被験者特性が1人や2人変わったとしても、結果は容易に覆りそうもない。もし仮に、ダイエット成功率が60%（18人/30人）対40%（12人/30人）になったとしても、効果の相対比は1.5であり、依然として成功率は糖質制限ダイエット群で1.5倍高いことになる。

【統計学的有意とはどういうことか】

　統計学的仮説検定により、偶然か必然かを判断するための基準がP値と呼ばれる統計量である。このP値は、研究結果で示されている差異が偶然によるものかどうかを確率で示したものと考えてよい[2]。先ほどのダイエット研究において、被験者6人のときに示された成功率の差異2倍の

P 値を 1.0 としよう。つまり、示されている 2 倍の差異は 100％偶然であ
るということだ。そして被験者 60 人のときに示された成功率の差異 2 倍
について、偶然の可能性を 1％（P = 0.01）とする。このように考えたと
き、ダイエットの効果として示された 2 倍という差異は同じでも、示され
た結果が研究参加者の人数に応じて、必然性を帯びているものから偶然性
を帯びているものまで**グラデーション**になっていることがわかるだろう
（図 1）。

　統計的には、研究対象となる症例数を増やせば増やすほど、ダイエット
成功者の人数も増え、それと同時に偶然の影響度は小さくなり、P 値も低
下する。そして、このグラデーションのどこに切れ目を入れるのかが、統
計学でいうところの偶然と必然の分割線である。

　統計学的仮説検定では、**5％という P 値を偶然と必然の境界線**（この境

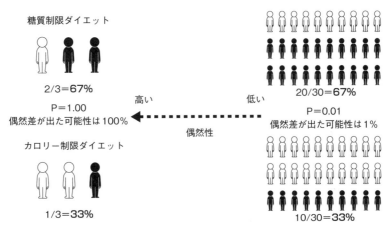

糖質制限ダイエット

2/3＝67%

P＝1.00
偶然差が出た可能性は 100%

高い　　　　低い

偶然性

カロリー制限ダイエット

1/3＝33%

20/30＝67%

P＝0.01
偶然差が出た可能性は 1%

10/30＝33%

図 1　被験者の数と、研究結果が偶然成立しうる可能性

[*2]　統計学では、帰無仮説が母集団において正しいと仮定したとき、標本データで観測された
　　事象が起こる確率を P 値と呼ぶ。

界線を有意水準と呼ぶ）とする。偶然にもたらされた可能性、すなわちP値が5％を下回れば、示される結果の差異は介入効果がもたらした必然的なものと判定するのだ[*3]。しかし、この5％という基準に何か客観的な根拠があるわけではなく、慣習的に5％が用いられているに過ぎない。厳密な数学を基礎とした統計学においても、示された数値に価値や意味を付与するのは、やはり人間なのだ。

　薬の効果がこのような統計学的な判断に基づいて語られるのであれば、その効果には常に偶然という名の不確実性が5％以下の確率で付きまとっている。とはいえ、この不確実性には人の主観を超えた、ある種の健全さが含まれているようにも感じる。偶然と必然を選り分けているのが、人間の解釈に基づく慣習的5％なのだとしても、人それぞれの根拠なき非合理的な主観に委ねられているよりは、はるかにましであろう。不確実性が存在することを問題としたところで議論は不毛である。そうではなく、不確実性の使い方が健全なものかどうかを問題としたとき、統計学は限りなく客観的なツールになりうる。統計学的に有意な差異が、そのまま実際的な生活レベルの差異に置き換え可能ではないにしても、僕たちは統計学を使って薬の効果を語ることなしに、生活世界[*4]における薬の効果を科学的に論じることは難しいように思う。

[*3] 「有意差がない（P値が0.05を上回っている）から効果がない」という話をしばしば耳にするが、それが誤解であることはもう明らかであろう。繰り返すが、統計学的に有意な差というのは、あくまでも偶然と必然が入り交じった混沌とした世界からの脱却であり、それ以上でもそれ以下でもない。それも統計学という関心に基づく世界の区分けの仕方であり、混沌とした世界から何か真新しい世界の真理が取り出されたわけではないのだ。そして、統計学的に有意な世界像がそのまま実際的な生活レベルの差異に置き換え可能かといえば、むろんその限りではない。

[*4] 生活世界［Lebenswelt, life-world］とは、フッサールの現象学の用語。科学的な世界の把握に先立って、われわれの生活がそこで営まれ、現実に経験される日常的世界のこと。

3.2節　薬の効果と社会的影響

2章で僕たちは、薬により得られる効果が極めて多因子的である様相を俯瞰してきた。そして、3.1節で考察したように、治療効果を形づくるいずれの要素においても、偶然や運のような科学外の要因が入り交じっているのかもしれない。とはいえ、人は統計学という学問知を用いて、治療効果を数値データとして表現し、そこに客観性をもたせようと試みてきた。

また、どのような要素で構成されようとも、薬物治療をはじめとする医学的介入は、ときに社会全体にも強い影響を与える。公衆衛生の歴史を振り返っても、ワクチンによる予防接種は、衛生環境の改善、安全な飲料水などと並んで、人の健康に多大な影響を与えた医学的介入の1つといえるだろう。

【医学的介入のインパクト】

米国において、2005年までに行われたワクチン接種プログラムの影響を検討した研究[2] によれば、ジフテリア、流行性耳下腺炎、百日咳、破傷風の症例数は92%以上減少し、これら感染症による死亡者数は99%以上減少したことが報告されている。ワクチンの接種によって、米国ではポリオ、はしか、風疹の地域流行が排除され、天然痘は世界から根絶された（表3）[3]。

ワクチンのように、疾病そのものを日常から排除するほどのインパクトはないにせよ、疾病に対する治療薬もまた人間社会に対する小さくない影響力をもっている。たとえば、1型糖尿病患者の平均余命は、1922年にインスリンが発見され、臨床で用いられるようになってから劇的に改善し

表3　米国におけるワクチン導入による罹患率の変化

感染症	20世紀の 年間罹患率	2016年に 米国で報告された症例	減少率
天然痘	29,005	0	100%
ジフテリア	21,053	0	100%
麻疹	530,217	69	99%以上
流行性耳下腺炎	162,344	5,311	97%
百日咳	200,752	15,737	92%
ポリオ	16,316	0	100%
風疹	47,745	5	99%以上
先天性風疹症候群	152	1	99%
破傷風	580	33	94%
インフルエンザ菌	20,000	22 （5歳未満）	99%以上

［文献3）より著者作成］

た。1型糖尿病の小児を対象とした前向き観察研究[4]によれば、1950〜1964年に1型糖尿病と診断された集団の平均余命は男性で51.5歳、女性で54.8歳であった。しかし、1965〜1980年に1型糖尿病と診断された集団の平均余命は、男性で67歳、女性で70.5歳と、診断年が1950〜1964年の集団と比べて約15年の延伸が認められている。

　近年の例でいえば、ヒト免疫不全ウイルス（human immunodeficiency virus：HIV）感染者に対する抗レトロウイルス療法を挙げることができる。治療薬が存在しなかった1980年代において、HIV感染の宣告と後天性免疫不全症候群（acquired immunodeficiency syndrome：AIDS）の発症は「死へのカウントダウン」を意味した。当時のメディアは国内感染者の報告をセンセーショナルに取り上げ、AIDSパニックと呼ばれる社会現象をも引き起こした。しかし、HIVに対する抗レトロウイルス薬が臨床応用されるようになった現在、これら薬剤による早期治療を受けたHIV感染者の平均余命は、一般人のそれと大きく変わらない[5]。

　このように、これまで不治の病とされ、極めて短命とされてきた患者の
生命予後を大きく変え、社会全体に対する強いインパクトを有する薬は確
かに存在する。より身近な例として、喘息治療に用いられる吸入ステロイ
ド、消化性潰瘍治療に用いられるプロトンポンプ阻害薬（proton pump in-
hibitor：PPI）、心房細動治療に用いられる抗凝固薬を挙げることができ
る。

【喘息患者に対する吸入用ステロイド】

　図2にわが国における喘息死の動向を示す[6]。人口10万人あたりの喘
息死亡者数は徐々に減少しているが、1975年頃からほぼ横這い状態が続
いていた。そして、1995年に一過性に増加し、1997年以降、急速に減少
している様子がわかる。

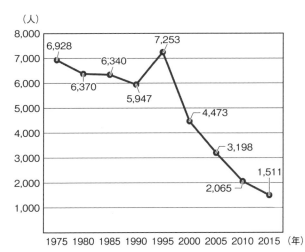

図2　人口10万人あたりの喘息死亡者数（総数）の推移
　　　［文献6）より著者作成］

　吸入用ステロイドであるフルタイド®ロタディスクの発売が1998年11月、同じくフルタイド®ディスカスの発売が2002年1月であることを踏まえれば、こうした薬剤が広く臨床で用いられることによって、喘息による死亡者数が大きく減少したと考えることができる。ちなみに、2000年にSuissaらにより報告されたコホート研究[7]（解析対象30,569例）では、死亡の前年に使用されたステロイドの吸入容器が1本増加するごとに死亡リスクが21%低下すると見積もられている（補正死亡率比0.79［95%信頼区間0.65〜0.97]）。

【現代社会における胃潰瘍】

　図3および図4は、スコットランドにおける人口10万人あたりの胃潰瘍死亡率の推移を示したものだ[8]。どの年代においても、性別によらず継時的に胃潰瘍による死亡者数が減少していることがわかる。

　また、図5は同国における薬剤の処方動向を示したものである。1992〜2002年にかけて、胃酸分泌を強力に抑制する消化性潰瘍治療薬、プロトンポンプ阻害薬（PPI）の処方量が増加していることがわかる。漫

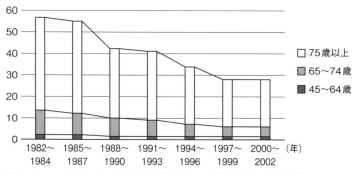

図3　スコットランドの人口10万人あたりの胃潰瘍死亡率【女性】
　　［文献8）より著者作成]

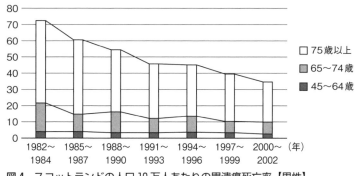

図4　スコットランドの人口 10 万人あたりの胃潰瘍死亡率【男性】
［文献 8) より筆者作図］

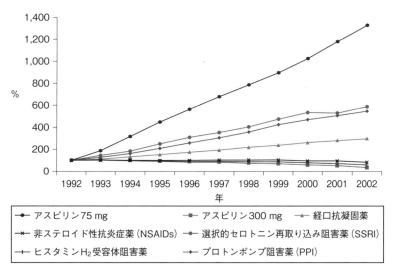

図5　スコットランドにおける処方動向
［文献 8) より引用］

然と投与されがちな PPI は、その有害事象リスクに関心が集まることも
多い。しかし、消化性潰瘍による死亡率の低下に少なからず寄与した薬剤
といえるかもしれない。

【心房細動に対する抗凝固薬】

　心房細動では血栓ができやすく、脳梗塞を発症しやすい[9]。抗凝固薬は血栓形成を阻害することで脳梗塞を予防するための薬剤であるが、心房細動に対する有効性は複数の研究データによって明らかにされている[10]。副作用である出血リスクを差し引いても、有益な効果が期待できるというのが一般的なコンセンサスといえよう[11]。

　抗凝固薬がもたらす集団レベルの効果について、台湾における抗凝固薬の処方動向と死亡および脳卒中の関連を検討した研究[12]が参考となる。この研究では、2008年1月1日〜2015年12月31日の間に、新規に心房細動と診断された181,214人が対象となった。診断断から180日以内の処方箋に基づき、経口抗凝固薬の処方開始状況が調査され、各年に診断された脳梗塞、脳出血、死亡の年間リスクを、2008年に心房細動と診断された患者の年間リスクと比較している。

　解析の結果を図6に示す[12]。経口抗凝固薬の開始率は、2008年の13.6%から2015年の35.6%に増加していた。従来から使用されていた抗凝固薬、ワルファリン使用量は13.6%から9.6%に減少したが、ワルファリン以後に開発された新規抗凝固薬の使用量は0%から26.0%に増加した。

　他方で、脳梗塞や死亡リスクは継時的に低下していた。脳梗塞は2008年と比較して、2012年で19%（ハザード比 0.814［95%信頼区間 0.745〜0.888]）、2013年で19%（ハザード比 0.805［95%信頼区間 0.734〜0.882]）、2014年で16%（ハザード比 0.836［95%信頼区間 0.762〜0.915]、2015年で21%（ハザード比 0.693［95%信頼区間 0.611〜0.748] と、統計学的にも有意に減少した。

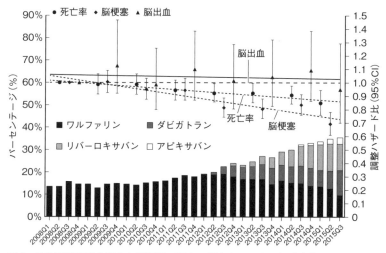

図6　抗凝固薬の処方動向と脳梗塞、死亡、脳卒中リスクの経時変化
　　　CI：confidence interval（信頼区間）
［文献12）より引用］

　死亡リスクについても同様に、2008年と比較して2012年で8%（ハザード比 0.921 ［95%信頼区間 0.855〜0.992]）、2013年で8%（ハザード比 0.922 ［95%信頼区間 0.856〜0.994]、2014年で9%（ハザード比 0.908 ［95%信頼区間 0.843〜0.977]、2015年で15%（ハザード比 0.850 ［95%信頼区間 0.762〜0.948]）であった。他方、抗凝固薬の使用で懸念される脳出血については、継時的にリスクの増加はみられなかった。

【薬の使用動向と社会的影響】

　集団における薬の使用傾向が変化すると、それに応じるかのように疾病の有病割合やリスクも変化している様子に、その効果が決して小さくない

様相が垣間見えたと思う。しかし、繰り返し述べてきたように、薬の効果は多因子的であり、集団の健康状態は薬の厳密な効果だけでなく、さまざまな要素が複雑に影響し合って変化する。一連の研究で示されている薬の処方動向と疾病の有病割合の関連性は、あくまでも相関を観察しているにすぎず、直接的な因果関係が実在する根拠とはならない。

　また、本節で取り上げた薬とその社会的インパクトは、どちらかといえば例外的な事例であり、薬の多くは僕たちの生活を極端に変化させるようなものではないかもしれない。薬の効果を構成しているさまざまな因子を選り分け、薬の厳密な効果だけに関心を向ければ、その大きさがごくわずかしかない可能性がみえてくる。さらに、統計学的に示される客観的な数値であっても、その表現方法を少しばかり変えるだけで、薬の効果に対するイメージはがらりと変わる。だからこそ、僕たちはデータを特定の観点からでなく、複数の視座、あるいは関心から見つめなければいけない。

3.3節　薬の効果の極小性

　脂質異常症の治療に用いられるスタチン系薬は、プラセボ治療と比較して心血管リスクを3割ほど減らすことが示されており[13]、慢性疾患用薬の中でも効果の高い薬だといえるかもしれない。薬を飲まない場合に比べて、薬を飲んだ場合は心臓病が3割減るといえば、多くの症例で積極的な治療を肯定する強い根拠になりうるだろう。しかし、3割減という効果の印象は、数値から受ける人間の認識にすぎないともいえる。実際のところ、何を基準に3割減の効果が大きいと判断しているのかと考えたとき、その答えに詰まるのではないだろうか。

【薬剤効果の極小性】

　ある薬がどれほど心筋梗塞の発症を予防するかについて、プラセボと比較した研究を行ったとしよう。その結果、心筋梗塞の累積発生率はプラセボ群で0.03％、薬剤投与群で0.02％であった。この場合の発生率の相対比は0.02/0.03 = 0.67で、薬剤投与によって心筋梗塞の発症リスクが33.3％減ると表現できる。しかし、その絶対差（0.03％－0.02％）は0.01％に過ぎない。33％低下と0.01％低下、どちらも同じ効果を意味する表現であるにもかかわらず、その印象はまったく異なるのではないだろうか。このように効果に対する表現方法を変えれば、その認識は一変し、これまでとはまったく違う景色が見えてくる。

　このことは、電子顕微鏡で観察できる凹凸表面と、実際に触知できる凹凸表面についての差異を考えてみるとわかりやすい。触知できる凹凸と電子顕微鏡で観察できる凹凸とでは、凹凸表面の高低差が相対比としては同じでも、絶対差でみれば桁違いにかけ離れていることは容易に想像がつくと思う。日常生活で、このような微細な差異を気にすることは皆無であろう。そもそも電子顕微鏡というツールを使わずに、人間の認識能力だけでこの差異を検出することはできない。

　ごくわずかな差異でも、相対比でみれば数値上はインパクトのある効果となりうる。こうした数字の印象から距離を保つためにも、**疾病の発生頻度が非常に高い場合、その疾病の累積発症率は1に近づく**、という数学的性質を知っておくとよい。心筋梗塞の発症は日本人においては稀である。世界的にも治安がよく、衛生的で医療アクセスが良好な日本では、死亡するということに対するリアリティが圧倒的に欠如している。裏を返せば、「死亡しない率」あるいは「心筋梗塞を発症しない率」の極めて高い社会

だ。そして、発生頻度が高い疾病の累積発症率は（当たり前だが）限りなく100%に近づいていく。

　先ほどの例で考えてみよう。心筋梗塞の累積発症率はプラセボ群で0.03%、薬剤投与群で0.02%、発症率の相対比は0.02/0.03 = 0.67で、33%のリスク低下であった。しかし、これは「心筋梗塞を発症した」人を比較した場合の数値である。「心筋梗塞を発症していない」人で比較してみるとどうなるだろうか。

　プラセボ群では99.97%が、薬剤投与群では99.98%が、それぞれ心筋梗塞を発症していない。つまり、その相対比は1.0001 ≒ 1.00だ。薬を飲もうが飲むまいが、ほとんどの人は心筋梗塞を発症せず、薬剤投与群とプラセボ群に大きな差はないと表現することもできる。

　上記の例は、あくまでも僕が設定した仮想例であり、机上の空論に過ぎないのではないか、そう思われる読者もいるかもしれない。しかし、残念ながら（？）そうではない。このことは、世の中に存在する多くの薬についていえる紛れもない事実である。むろん、3.2節で紹介してきたワクチン、インスリン、あるいは抗菌薬、吸入ステロイド薬などは例外として区別することができるかもしれない。しかし、ときにワクチンやインスリンでさえ、その効果は見方を変えれば塵（ちり）のような小さなものでしかなくなる。薬の効果を論じる際にとても重要なポイントだと思われるので、順を追って説明していこう。

　糖尿病治療薬であるエンパグリフロジンおよびカナグリフロジンは、いずれもプラセボと比べて、心臓病（心血管死亡、心筋梗塞、脳卒中の主要心血管イベント）のリスクを14%低下させることが大規臨床試験[14)15)]で報告されている（図7左）。14%といえど、効果が「ある」か「ない」か

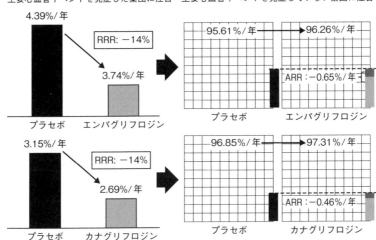

図7　エンパグリフロジンおよびカナグリフロジンの心臓病予防効果
RRR：relative risk reduction（相対危険減少），ARR：absolute risk reduction（絶対危険減少）
［文献 14）15）より著者作成］

で考えれば、端的に「ある」であろう。では、エンパグリフロジンおよび
カナグリフロジンの効果について、心臓病を起こしていない人に注目して
みよう（図7右）。じつはプラセボ群であっても 95 % 以上の人は心臓病を
発症していないのだ。

　心血管イベントの絶対差が年間で 0.46 %（カナグリフロジン）〜0.65 %
（エンパグリフロジン）であることを考えれば、臨床的にはわずかな差を
統計学的有意と表現しているに過ぎない側面がみえてくる。この例からも
明らかなように、僕たちは、薬の効果について疾病を発症した人どうしの
相対比で示されると、その効果を過大に評価しがちなのだといえる[16]。

【ワクチンの効果を考える】

　3.2 節でワクチンによる予防接種は、衛生環境の改善、安全な飲料水などと並んで、人の健康に多大な影響を与えた医学的介入の1つだと述べた。そして本節では、ときにワクチンやインスリンでさえ、その効果は見方を変えれば塵のような小さなものでしかないとも主張した。この矛盾した主張に戸惑いを覚えた読者も多いはずだ。

　むろん、ワクチンの効果を否定するつもりはない。ワクチンによって、人類がいくつかの感染症を撲滅し、多くの感染症のコントロールに成功してきたことは歴史的な事実なのだから。しかし、インフルエンザワクチンに確かな効果があるとしても、真夏にインフルエンザワクチンを接種する人は少ないであろう。あるいは、いくら効果があるといっても、脂質異常症の治療のためにインスリンを投与することはない。これらが意味するところこそが、読者が感じているであろう矛盾、あるいは違和を解きほぐす論理である。

　2019 年末より、世界的に流行が拡大した新型コロナウイルス感染症であるが、2020 年末の本稿執筆時点において、ワクチンの開発は最終局面を迎えている。ファイザー社（米国）とバイオンテック社（ドイツ）が共同で開発したメッセンジャー RNA ワクチンの有効率は、大規模臨床試験の中間解析において 95％ と報告された。95％ という有効率は、僕たちの生活や暮らしを大きく変えたこのウイルス感染症に対して、限りなくインパクトの強い効果といえるかもしれない。ただ、この 95％ の有効性とはワクチンを接種した 100 人のうち、95 人が新型コロナウイルスに感染しないという意味ではない。

　この新型コロナウイルスワクチンの第 3 相臨床試験[17]では、43,448 人

が対象となった。被験者はワクチン接種群（21,720人）とプラセボ接種群（21,728人）にランダムに割り付けられ、ワクチン接種から7日以降の新型コロナウイルス感染症の発症が比較されている。その結果、感染例はプラセボ接種群で162人/18,325人（0.88%）、ワクチン接種群で8人/18,195人（0.04%）であった。

ワクチンの有効率は統計学的には**相対危険減少**と呼ばれる指標で示されており、これはワクチン接種群とプラセボ接種群の新型コロナウイルス感染者の発症率の比（相対比）を1から差し引くことで求められる。この研究において、新型コロナウイルス感染症を発症したのはワクチン接種群1万人あたり88人、プラセボ接種群1万人あたり4人となる。したがって、有効率が95%とは、**ワクチンを接種すると95%の確率で感染を防ぐことができるということではなく、ワクチンを接種すると1万人中88人の感染者が4人に減る**ことを意味する。

新型コロナウイルスワクチンの効果を図8にまとめる[17]。有効率95%のインパクトはそれなりに大きいだろう。スタチン系薬剤の心臓病リスクに対する有効率が30%（3割減）であることを踏まえれば、その3倍以上の効果ということになる。

しかし、感染していない人を含めて表現するとその景色が一変する。図9を見てほしい。研究参加者のうち感染者数が圧倒的に少なく、図8で示されていた大きな差異は、集団全体からみればごくわずかでしかない様子がみてとれる。電子顕微鏡とはいわないまでも、虫眼鏡を使わなければ有効率95%の差異を認識することは難しい。実際のところ、図9を見て、有効率95%の効果だとにわかに信じることができるだろうか？　僕らがイメージする95%の有効率を直観で表現すれば、少なくとも図9ではないはずだ。

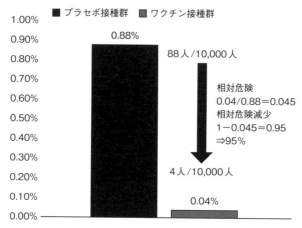

図8　新型コロナウイルスに対するワクチンの有効率
［文献17) より著者作成］

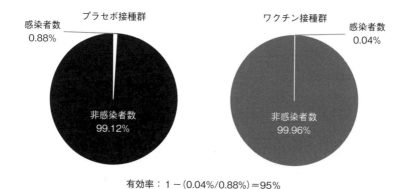

図9　新型コロナウイルスに対するワクチンの有効率
［文献17) より著者作成］

　図8と図9を見比べてみると、なぜ真夏にインフルエンザワクチンを接種しないのかがよくわかると思う。日本国内において夏季には季節性インフルエンザは流行しておらず、ワクチンを接種しようがしまいがインフル

エンザウイルスに感染することはかなり稀だからだ。

　疾病の発症率が極めて低い場合、どれだけその疾病に対して予防効果のある（有効率が高い）薬やワクチンだったとしても、集団全体でみれば、その効果のインパクトは極端に薄まってしまう。**地球上で患者が10人しか存在しない病気の治療薬を開発したところで、地球人口全体の平均余命が延びるわけではないのだ。**だからといって、新型コロナウイルスに対するワクチンが無意味であると主張したいのではない。感染者数が急激に増加している状況では図9に示した図の印象が大きく様変わりするからだ。

　3.4節に進む前に、2章で紹介した「醜いアヒルの子定理」を思い返してほしい。確かに「n+1」と「n」においてnが途方もなく大きな数字であれば「+1」の差異など存在しないにも等しい。しかし、このnが極端に少ない数だったらどうか。あるいは「+1」に人間社会にとって重大な意味や価値が含まれているのだとしたらどうか。

3.4節　文脈により変化する薬の効果

　1部の終わりに、これまでの論点を少し整理しよう。薬の効果の実在をめぐる議論から、僕らはその多因子性について考えてきた。そして、薬の効果が偶然ではなく必然であることをどのように示せばよいのか、統計学的仮説検定のロジックを援用しながら考察を加えた。そこで明らかにされたのは、薬の効果を科学的に論じるためには、集団における平均的な効果を統計指標によって把握する必要があるということだった。薬を飲んだ人の個人的な経験談が、普遍的に妥当する価値を帯びた薬の効果ではないことは、多因子性という概念を踏まえれば明らかであろう。

　とはいえ、薬の効果をどのような統計指標を用いて表現することが望ましいのか、厳密なルールは存在しない。一般的には、薬を飲んだ集団と飲んでいない集団のそれぞれの集団で疾病を発症した人（健康状態に変化があった人）を比較して、その発生率の相対比で示される。しかし、相対的な指標だけで表現された薬の効果は、その一側面でしかない。3.3 節で紹介した疾病を発症していない人に注目するという視点は、必ずしも一般的な表現手法ではないが、疾病の発症率を「差」で評価していくことは、新たな視座を獲得するうえで重要な視点である。

【治療必要数】

　薬の効果に関する差の指標として、**治療必要数（number needed to treat：NNT）** と呼ばれる概念がある。1988 年、Laupacis らによる医学論文[18]に初めて導入されたといわれるこの NNT の概念は、定義された期間内、つまり研究における一定の追跡期間内において、追加のアウトカム（検討している疾病）を得るために必要な患者数として解釈される**絶対的な治療効果指標**のことで、**値が小さいほど効果が大きいことを示している**。NNT は、一定期間にわたって追跡された患者数あたりのアウトカム累積発生率に基づいて、典型的には 2 つの治療群間の絶対リスク減少の逆数を取ることで計算できる[19]。

　たとえば、薬を服用した群 16 人と薬を服用しなかった群 16 人で心筋梗塞の発症を比較する研究を実施したとしよう。その結果、薬を服用した群では 16 人のうち 4 人（25％）が、薬を服用しなかった群では 16 人のうち 8 人（50％）が、それぞれ心筋梗塞を発症した。この研究の成果、すなわち薬の効果を相対指標で表すのであれば、25％/50％ = 0.5 となる。つまり、薬を飲むと、飲まない場合に比べて心筋梗塞が 50％減ると表現できる。

　他方、NNT は差の指標である。心筋梗塞発症の絶対差は 50％−25％＝25％であり、これは被験者数が両群でそれぞれ 100 人であった場合、薬を服用した集団としていない集団で心筋梗塞の発症に 25 人の差が生まれることを意味している。では、この差を 1 人生み出すためには何人に薬を投与すればよいだろうか。

　答えは単純な比の計算で求められる。すなわち 100：25＝□：1 の□を算出すればよく、答えは 4 である。公式化するならば、2 つの治療群間の絶対リスク減少の逆数（1/［50％−25％］）と考えればよい。

　「NNT が 4」が意味するところは、4 人に薬を服用させると、4 人が服用しない場合に比べてそのうち 1 人を心筋梗塞から救える、ということである。裏を返せば、3 人が無駄に薬を飲むことになる（図 10）。ちなみに、相対比で 30％などといわれるスタチン系薬剤、たとえばプラバスタチンであっても、心血管疾患に対する NNT は約 5 年間の治療で 119 人[20]である。つまり、118 人は 5 年にわたり無駄にプラバスタチンを飲んでいたと表現することもまた大きな誤りではない。相対指標だけで薬の効果を論じることが、いかに偏った考え方なのかよくわかると思う。

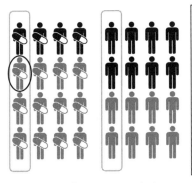

薬を服用した4人と服用していない4人を比較すると心筋梗塞の発症人数に1人の差を認めることがわかる（丸印）。この1人を心筋梗塞から救うために4人に薬を投与する必要があると考えるのが NNT の一般的な解釈である。なお、薬を服用した4人のうち2人は薬を飲もうが飲むまいが心筋梗塞を発症しない人たちであり、1人は薬を飲もうが飲むまいが心筋梗塞を発症してしまう人である。薬の恩恵を受けることができるのはこの4人のうち、たった1人だけであることに注目したい。

図 10　NNT（number needed to treat）の考え方

【NNTも表現にすぎない】

　薬剤効果の記述としてNNTは極めて強いインパクトを与えうる指標であるが、その解釈には一定の注意を要する。相対比と同様、NNTもある種の表現であり、そのインパクトを鵜呑みにすることは避けるべきだ。特に注意が必要なのは、ある研究結果で得られたNNTは、**その研究条件下でのみ妥当するものである**ということ。したがって、**NNTは個々の研究結果に特異的な値**であり、特定の治療に対して一般的に妥当する数値ではない[21]。これは研究対象集団の特性によってNNTが大きく変化するためであり、前述の真夏にインフルエンザワクチンを接種しないことを説明する数学的なバックグラウンドといってもよい。

　薬物治療において、相対的な有効性は異なる患者集団にわたって類似すると考えられるが、**NNTは集団のベースラインリスク（研究開始時における被験者の潜在的な疾病発症リスク）と逆相関する**。つまり、相対比は研究対象集団の潜在的なイベント発生リスクの影響を受けにくいが、NNTは直接的に大きな影響を受けるということだ。NNTの値は、研究対象集団の潜在的なイベント発生リスクが高いと小さくなり、潜在的なイベント発生リスクが小さいと大きくなる。仮に相対比が同じだったとしても、被験者のイベント発生率が大きくなればNNTは小さくなる（**図11**）。

　実際、降圧薬の相対リスク減少は、異なる集団でも9〜12％程度の変動にすぎないが、5年間の治療におけるNNTは、健常若年層の1,157人から、心血管リスクを有する高齢男性の17人と大きく変化する[22]。

　このことは、感染症の流行状況、つまり感染率に置き換えてみると非常にわかりやすい。同じ有効率95％のワクチンだったとしても、イベント

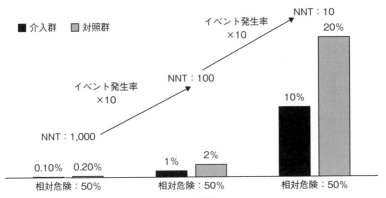

図11　イベント発生率と相対比、NNT の関係

　の発生数（感染者数）が多い状況、つまり感染症が流行状況にあれば、ワクチン効果の印象が劇的に変化する。3.3節でも紹介した新型コロナウイルスワクチンの有効率について、仮に感染者数が10倍に増えてしまった状況を考えてみると図12のようになる。相対比では同じ95%の有効率でも、流行状況が変わり、感染者数が劇的に増えれば、その効果の印象ががらりと変わるのだ[*5]。

　このような印象の変化は、スタチン系薬剤のような慢性疾患用薬では事情がだいぶ異なる。糖尿病や脂質異常症患者の平均的な死亡率や心臓病の発生率は時間経過とともに大きく変化するものではないからだ。むろん、加齢とともに死亡や心臓病の発生率は増加するが、1カ月や1年で死亡率が10倍になる糖尿病などありえない。他方で、感染症は流行状況によって罹患率が短期間で10倍にも100倍にもなりうる。だからこそ、ワクチンの効果はときに疾病を消し去るほどのインパクトをもちうるのだ。別言すれば、薬やワクチンの効果は、そのときどきの公衆衛生上の特性を強く反映しており、薬剤そのものに備わっている効果は絶対的、普遍的なもの

[*5]　「醜いアヒルの子定理」において、「n+1」と「n」において、この n が小さくなるほど「+1」を軽視しづらくなることは想像しやすいと思う。

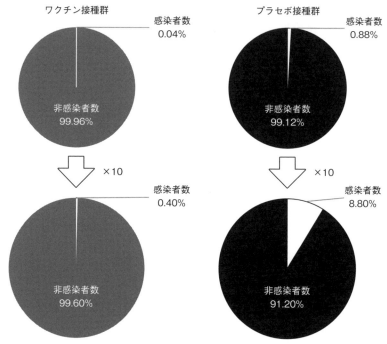

図12　感染症の流行状況とワクチン有効率95%のインパクト

ではない。仮に、遺伝学的処置によって糖尿病やがんが撲滅された社会を
考えてみたとき、その社会において血糖降下薬や抗がん薬は薬としての有
意味な価値をもちえない。

【HPVワクチンの効果を例に】

　NNTを解釈するうえでもう1つ重要なことは、効果として観察してい
る疾病や健康問題の種類によっても、NNTがもつ意味合いが変化すると
いうことだ[*6]。たとえば、死亡という重大な健康問題を比較しているので
あれば、たとえNNTが大きくても医療経済的、あるいは臨床的に意義の

ある効果かもしれない。

　子宮頸がん予防のためのワクチン、ヒトパピローマウイルス（human papilloma virus：HPV）ワクチンの効果について考えてみよう。HPVワクチンは、子宮頸がんを予防するために開発されたワクチンであるが、2020年に同ワクチンが子宮頸がんのリスクを低下させたとする研究論文[23]が報告された。

　この研究はスウェーデンに在住する10〜30歳の女児・女性集団のうち、1,672,983人を対象とした観察研究である。解析の結果、子宮頸がんの累積発生率は、HPVワクチン接種を受けた女性で10万人あたり47件、HPVワクチン接種を受けなかった女性で10万人あたり94件と、その有効率は63％（発生率比0.37［95％信頼区間0.21〜0.57］）であった。この効果をNNTで表すと22,026人/年となる。じつに22,026人が無駄にワクチンを接種したと捉えることもできてしまう。

　年間のNNTが22,026人という効果の大きさは、子宮頸がんを発症していない人も含めて眺めてみるとよくわかる（図13）[23]。ワクチン接種群もワクチン非接種群も、そのほとんどが子宮頸がんを発症していないがゆえに、ワクチンの効果は微細なものとしてしか表現されていない。

　しかし、がんという診断が当人に与えるインパクトを考えたとき、また子宮頸がん治療が与える医療経済的な影響を考えたとき、たとえNNTが大きいにせよ、子宮頸がんを予防できることの価値は大きく、このことを否定する権利は誰ももちえない。人口10万人あたりで5人が1人に減るのであれば、人口1億人でみれば、5,000人が1,000人に減ることを意味

---

*6　醜いアヒルの子定理において、「＋1」という差異が人間社会にとって重大な価値を有しているとき、たとえnが大きくても「＋1」の差異から関心を背けることは困難かもしれない（1章）。

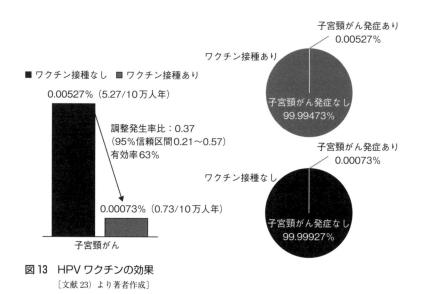

図 13　HPV ワクチンの効果
［文献 23）より著者作成］

　3.3 節の終わりに言及した「地球上で患者が 10 人しか存在しない病気
の治療薬」について、もう一度考えてみよう。この病気の致死率は
100%、そして診断後の余命は 1 年だとする。しかしその治療薬が開発さ
れ、患者 10 人全員が 50 年延命できたとしたらどうだろう。地球の総人口
の平均余命という観点からは無意味なこの薬も、10 人の患者にとっては
奇跡の薬になることだろう。

　ただ、1 つだけ指摘しておきたいのは図 13 に示した表現手法は、ワク
チン接種を推奨する際にも、否定する際にも用いることができるというこ
とである。いつの時代も、どんなワクチンについても、あるいはワクチン
に限らず疾病の治療薬についても、その効果を否定的に語る言説はありふ
れている。しかし、それらの言説を肯定することも否定することも、とも
に事実の解釈という意味においては同等の営みであることに意識的でいる
べきであろう。

　情報は人の認識とは独立したものであり、事実とそうでないものに明確に分けることができるという直観がある。だがしかし、事実とそうでないものを厳密に区別することは、僕たちが思う以上に困難な作業なのだ。医療に限らず、この世界に存在するあらゆる情報には、常にウソとホントウが入り交じっている。2 部では、情報そのものの真偽を問うことがいかに困難であり、また情報に基づく意思決定がどれほど偏ったものなのかを明らかにする。

文　献

1）古田徹也. 不道徳的倫理学講義—人生にとって運とは何か（ちくま新書）. 東京：筑摩書房；2019.

2）Roush SW, Murphy TV, et al. Historical comparisons of morbidity and mortality for vaccine-preventable diseases in the United States. JAMA 2007；298：2155-63.

3）Orenstein WA, Ahmed R. Simply put：Vaccination saves lives. Proc Natl Acad Sci U S A 2017；114：4031-3.

4）Miller RG, Secrest AM, et al. Improvements in the life expectancy of type 1 diabetes：The Pittsburgh Epidemiology of Diabetes Complications study cohort. Diabetes 2012；61：2987-92.

5）Antiretroviral Therapy Cohort Collaboration. Survival of HIV-positive patients starting antiretroviral therapy between 1996 and 2013：a collaborative analysis of cohort studies. Lancet HIV 2017；4：e349-56.

6）厚生労働省. 平成 29 年（2017）人口動態統計（確定数）の概況：主要統計表（最新データ、年次推移）（https://www.mhlw.go.jp/toukei/saikin/hw/jinkou/kakutei17/index.html）

7）Suissa S, Ernst P, et al. Low-dose inhaled corticosteroids and the prevention of death from asthma. N Engl J Med 2000；343：332-6.

8）Kang JY, Elders A, et al. Recent trends in hospital admissions and mortality rates for peptic ulcer in Scotland 1982-2002. Aliment Pharmacol Ther 2006；24：65-79.

9）Gage BF, Waterman AD, et al. Validation of clinical classification schemes for predicting stroke：Results from the National Registry of Atrial Fibrillation. JAMA 2001；285：2864-70.

10）López-López JA, Sterne JAC, et al. Oral anticoagulants for prevention of stroke in atrial fibrillation：systematic review, network meta-analysis, and cost effectiveness analysis. BMJ 2017；359：j5058.

11) Singer DE, Chang Y, et al. The net clinical benefit of warfarin anticoagulation in atrial fibrillation. Ann Intern Med 2009 ; 151 : 297-305.

12) Chao T-F, Chiang C-E, et al. Evolving changes of the use of oral anticoagulants and outcomes in patients with newly diagnosed atrial fibrillation in Taiwan. Circulation 2018 ; 138 : 1485-7.

13) Taylor F, Huffman MD, et al. Statins for the primary prevention of cardiovascular disease. Cochrane Database Syst Rev 2013 ;（1）: CD004816.

14) Zinman B, Wanner C, et al. Empagliflozin, cardiovascular outcomes, and mortality in type 2 diabetes. N Engl J Med 2015 ; 373 : 2117-28.

15) Neal B, Perkovic V, et al. Canagliflozin and cardiovascular and renal events in type 2 diabetes. N Engl J Med 2017 ; 377 : 644-57.

16) Naylor CD, Chen E, et al. Measured enthusiasm : does the method of reporting trial results alter perceptions of therapeutic effectiveness? Ann Intern Med 1992 ; 117 : 916-21.

17) Polack FP, Thomas SJ, et al. Safety and efficacy of the BNT162b2 mRNA Covid-19 vaccine. N Engl J Med 2020 ; 383 : 2603-15.

18) Laupacis A, Sackett DL, et al. An assessment of clinically useful measures of the consequences of treatment. N Engl J Med 1988 ; 318 : 1728-33.

19) Cook RJ, Sackett DL. The number needed to treat : A clinically useful measure of treatment effect. BMJ 1995 ; 310 : 452-4.

20) Nakamura H, Arakawa K, et al. Primary prevention of cardiovascular disease with pravastatin in Japan（MEGA Study）: A prospective randomised controlled trial. Lancet 2006 ; 368 : 1155-63.

21) McAlister FA. The "number needed to treat" turns 20—and continues to be used and misused. CMAJ 2008 ; 179 : 549-53.

22) Gueyffier F, Boutitie F, et al. Effect of antihypertensive drug treatment on cardiovascular outcomes in women and men. A meta-analysis of individual patient data from randomized, controlled trials. The INDANA Investigators. Ann Intern Med 1997 ; 126 : 761-7.

23) Lei J, Ploner A, et al. HPV vaccination and the risk of invasive cervical cancer. N Engl J Med 2020 ; 383 : 1340-8.

2部

認　識

——解釈に対する眼差し、あるいは正当性の論理

4章

情報が表しているもの

　僕たちはただ生活をしているだけで、何らかの情報とかかわりをもっている。むしろ、情報のない世界を想像することは困難だ。テレビを点ければ今日の天気に関する情報が、スマートフォンでインターネットブラウザを立ち上げれば世界中の出来事に関するニュース情報が、Twitterなどのソーシャルネットワーキングサービスにログインすれば関心を引かれる情報からどうでもいいような情報まで、さまざまな情報に満ちている。

　インターネットが日常化した現代社会では、膨大な量の情報が秒単位で更新され続け、そこに多様な価値や意味がちりばめられては消えていく。その様相は情報化社会、あるいは情報革命という言葉や概念さえも陳腐なものにしてしまうほどに目まぐるしい。情報に対する僕らの侵入角度があまりに深いために、社会の注目を集めた情報は、一瞬のうちにインターネットブラウザを乗っ取って、客観的知識のトレンドをゆるぎないものにしていく。人間から主体性を奪い、非能動的な仕方で僕らに情報の取捨選択を迫る瞬間だ。その結果、情報に対する集団の無意識的な関心だけが独り歩きを始め、人は事実そのものに関心を向ける機会さえも失ってしまう。**情報社会とは、つまるところ情動社会といってもよいかもしれない。**

【浮遊する関心や解釈】

　天気予報という情報を前に、僕たちは天気図に関心があるのか、それとも、お天気キャスターの発言に関心があるのか、どちらなのだろうか。そう考えたときに、お天気キャスターの発言に耳を傾ける機会は多くとも、天気図を自ら読み解こうと考える人は少ないように思う（むろん気象学に興味がある人は別であろうが……）。情報を読み解くにはそれなりに知識が必要であるし、何より思考に負荷がかかる。お天気キャスターがわかりやすく話す「解釈」のほうが、情報の取り扱いが圧倒的に楽なのだ。僕らがわかりやすいと感じる情報は、往々にして事実よりも情報発信者の解釈だったりする。やすやすと共感できるような情報の多くは、事実そのものではなく、情報発信者の意見であることのほうが多い。

　しかし、医療者は医療や健康情報を扱う専門家である。気象予報官が気象に関するさまざまな事実を緻密に分析して、少し先の未来の天気を予想するように、医療者は医療に関するさまざまな事実を批判的に吟味して、臨床判断の材料としていく。どんな情報であれ、マスメディアやインターネットから発せられる情報の解釈を鵜呑みにするのではなく、情報に含まれる事実そのものに関心を向け、そこから合理的な解釈を模索すること、そして生活の中に含まれる非合理性を考慮に入れつつ、実際的な決断をしていくことと、その一連のプロセスこそが、専門性あるいはリテラシーと呼ばれるものではないだろうか。

　医療情報に限らず、情報と呼ばれるものは「偶然」「バイアス」「事実」という３つの要素で成り立っている。そして、これらの３つの要素は入り交じって存在しており、互いに独立しているわけではない。事実に情報発信者の関心や感情を加え、さらに偶然のいたずらを織り交ぜたものが「情

報」なのだ。

　したがって、**情報は事実かウソかの線引きができるような単純なもので
はない**。直観に反するかもしれないが、この世界に事実だけで形づくられ
た情報は存在しないし、完全なウソで塗り固められた情報というのもまた
存在しない。情報を読み解く際には、まずそのような前提に立つ必要があ
る。

　ウソで塗り固められた情報が存在しないというと、語弊があるかもしれ
ないが、たとえばこう考えてみてほしい。提示したい情報に対して、「〜
という可能性はゼロではない」、あるいは「〜にとってみれば」という条
件を付け加えるのだ。このような条件を巧みに利用することにより、情報
に対して一定の事実（もしくはウソ）を織り交ぜることはさして難しくな
い。そして、この条件を可能にしているのが（悪意や善意を問わず）情報
発信者の解釈であり意見にほかならない。

【情報の認知は表現の受容である】

　図1は，とある（仮想の）予備校の宣伝用ポスターを模したものだ。右
側には難関大学の合格実績が棒グラフ状のデザインで示されている。時系
列で配置された合格者の人数は、直近の2020年度が1,290名となってお
り、前年の1,130名を大きく上回っている。前年と比較することにより予
備校のカリキュラムがいかに優れたものかをアピールしたい、という情報
提示者の意図をうかがい知ることができる。

　しかし、一番奥に配置された2018年度の実績は1,287人であり、2020
年度とそれほど変わらない。手前が大きく、一番奥が小さく表現されてい
るので、なんとなく継時的に合格者数が増加しているように錯覚してしま

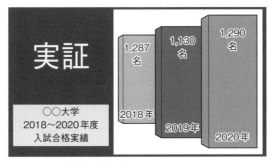

図1　ある予備校の宣伝ポスター

うのだが、事実はまったくそうではない。

　とはいえ、**図1**は決してウソで塗り固められた情報ではない。むしろ、ウソが入り込む余地が極めて少ないほどにシンプルな情報といえるかもしれない。合格者数が継時的に増加しているように見えるのは、あくまでも情報の受け手による認識の問題である。この図は遠近法的に棒グラフ状の図形を並べているだけで、じつは統計学的意味をもたせた棒グラフでも何でもない。勝手に棒グラフであると判断しているのはむしろ、情報を認識する受け手側のリテラシーといってしまえばそれまでかもしれない。

　図1がわかりやすいか、わかりにくいかでいえば、多くの場合で前者だろう。しかし、それは情報発信者の解釈がわかりやすいだけであって、事実そのものに関心を向けようとした途端にわかりにくい図に様変わりする。**情報のわかりやすさとは、必ずしも情報に含まれる事実に対するわかりやすさではない。むしろ情報を作成した人間の解釈や意見に対するわかりやすさで満ちている。**人がどこに関心を向けがちなのか、そこをあらかじめ知っている情報作成者ほど、巧みな表現で情報を提示することができる。情報表現を工夫することで、事実をわかりにくく、そして解釈をわかりやすく提示できるということは、世の中にあふれる情報の多くが、生の

事実として人の目に映っているわけではないことを示唆する。

　しかし、より大事なことは、事実そのものに関心を向けるといっても、人の認識には限界があるということかもしれない。情報に含まれる事実、偶然、バイアスを明確に選り分けることは叶わないうえに、情報は容易に僕らの感情を波立たせるからだ。いま見つめようとしている事実もまた、事実の一側面かもしれない。集団の無意識が生み出した「解釈」の洪水に飲まれることなく、ときに客観的知識のトレンドに抵抗し、事実の全体を見渡そうとするためには、情報にアクセスする速度を、人間の側に取り戻す必要がある。評論家、宇野常寛さんは『遅いインターネット』[1] という本で、**情報への侵入角度と距離感を自分自身の手で調整できる自由こそが必要**だと指摘している。

　　事実を報じることは前提として必要だ。しかしそれだけでは足りない。僕たちはその事実に対してどのように接するのか。その距離感と侵入角度を変えるための言葉が必要なのだ

　　　　　　〔宇野常寛. 遅いインターネット（NewsPicks Book）. 東京：幻冬舎；2020. p.202〕[1]

【数字は嘘をつかないが嘘つきは数字を使う】

　図2は少年による窃盗の検挙人員（警察などが検挙した事件の被疑者の数）の推移を示したものである[2]。侵入窃盗や乗り物窃盗は微減傾向にあるものの、非侵入窃盗は微増している。「平成時代を通じて、万引きの件数の増加がこの原因である」、そう説明されれば、少なくとも窃盗の件数が減少しているとは感じにくい。

　図2のデータは事実としては間違いではない。しかし、このデータは

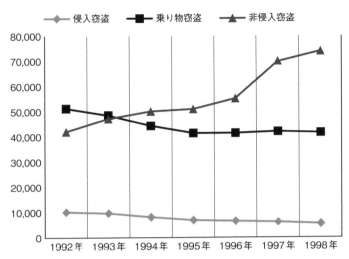

図2　少年による窃盗の検挙人員の推移
〔文献2）より著者作成〕

1992～1998年のデータを切り出したものにすぎず、長期的なトレンドと比較した場合、その様相は一変する。図3は同じく窃盗の検挙人員の推移を示したものだ。1989～2018年のトレンドを追えば、検挙人員は経時的に減少していることがわかる。図2のように、ある特定の部分だけを恣意的に切り出すことによって、検挙人員が減少している事実を情報として表すこともまた可能なのだ。

　哲学者の戸田山和久さんは『**教養の書**』[3）] という本の中で、**ウソをつくはずがない数字が織りなすウソ**について的確な指摘をしている。

　　われわれは虚偽によって他人を騙すことができるのと同じくらい、部分的真理によっても他人を騙すことができる

〔戸田山和久. 教養の書. 東京：筑摩書房；2020. p.297〕[3）]

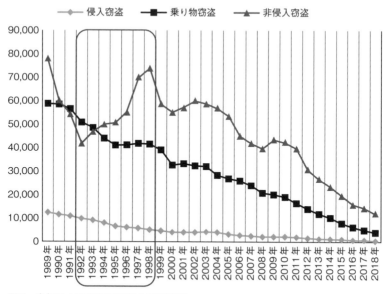

図3　少年による窃盗の検挙人員の推移
〔文献2）より著者作成〕

　事実の恣意的な解釈により、人々を魅了するような物語を構築し、認識の主体性を奪うことは、思考なき大衆を搾取することにほかならない。そこに悪意があろうとなかろうと、事実内容の切り出しは、**部分的真理によって他者を騙すこと**に近しい。だからこそ、集団の無意識的な関心から少しでも距離を置き、今見えている世界の視野が必要最低限の合理性を備えているか、何度も何度も繰り返し問いかける必要がある。

　　窓を通して見た世界はとてつもなく広い。いま自分があたりまえだと思っていることはちっともあたりまえではない

〔戸田山和久．教養の書．東京：筑摩書房；2020．p.132）[3]〕

　情動社会に蔓延する情報の多くは、容易に僕らの思考能力を奪い去って

いく強い力を宿している。それはまた、質の高い医学情報も例外ではない。いわゆるエビデンスと呼ばれるような論文情報でさえ、僕らの情動に小さくない影響を与えている。そういう意味では、情報を情動に変える装置をメディアと呼んでもよいかもしれない。

文　献

1）宇野常寛. 遅いインターネット（NewsPicks Book）. 東京：幻冬舎；2020.
2）法務省：犯罪白書. 令和元年版 犯罪白書（http://hakusyo1.moj.go.jp/jp/66/nfm/n66_2_2_2_1_3.html）
3）戸田山和久. 教養の書. 東京：筑摩書房；2020.

5 章

メディアとバイアスとスピン

　情報を記録し、保管し、そして伝達する装置をメディア（media）と呼ぶ。情報の取扱いに関して、メディアはジャーナリズム（事実報道）、エンターテインメント（娯楽の提供）、そしてアドバタイズメント（広告）という 3 つの役割を担っている。しかし、それぞれの役割は独立して機能しているわけではない。人や社会の関心を最大効率で得られるよう、コンテンツ作成者が情報の加工を行っているからだ。このことはまた、情報が事実、バイアス、偶然の 3 つの要素で構成されていることをコンテンツ作成者が巧みに利用していることの裏返しである。

【医学雑誌というメディア】

　かつて、メディアの代名詞といえばテレビ、ラジオ、新聞などのマスメディアであった。しかし、インターネットの急速な普及によってその影響力は失墜し、代わりに僕らに情報を媒介し続けているのはネットワークメディアだ。

　そして、より重要なのは、マスメディアが情報の一方的な媒介として機能してきた一方で、ネットワークメディアが媒介する情報は方向性がみえにくいということである。ネットワークメディアを介して情報を受けた側

が、次の瞬間に情報の発信者となっていることは珍しくない。Twitter の「リツイート」や Facebook の「シェア」などの行為は、ネットワークメディアから情報を受け取るのと同時に、その情報の発信者になることである。その行為は意識的であることもあれば、なかば無意識的に行われることさえあるだろう。ゆえに、ジャーナリズム、エンターテインメント、そしてアドバタイズメントというメディアの特性は、特定の情報発信者が有する固有の条件ではなく、すでに大衆化されているといってもよい。

　かつてはテレビ局が作成した番組コンテンツと、スポンサーとしてコンテンツ制作に協力した企業という特権的な関係性が情報の流れを決定づけていた。しかし、今やネットワークに接続できるあらゆる人にその可能性が開かれている。インターネット上に散らばるブログメディアやYouTube 動画などのネットワークメディアコンテンツと、アフィリエイトをはじめとした広告収入の関係を想像してみれば、メディアの大衆化という意味がよくわかるだろう。

　エビデンスと呼ばれるような科学的根拠、すなわち実証的研究に関する医学論文が掲載されている学術雑誌もメディアの１つである。臨床医学分野で世界的に影響力を有している学術雑誌に、「NEJM（New England Journal of Medicine)」「Lancet」「JAMA（Journal of the American Medical Association)」「BMJ（ British Medical Journal)」「 Annals of Internal Medicine」を挙げることができ、この５誌をビッグファイブなどと呼ぶ。

　ビッグファイブに共通しているのが高いインパクトファクターを有していることである。インパクトファクターとは、雑誌に掲載された論文が、特定の年または期間内に引用された回数の平均値である。当然ながら、インパクトファクターが高い学術雑誌ほど、論文情報を掲載するメディアと

しての影響力が強い。しかし、このインパクトファクターは必ずしも掲載されている論文情報の質だけで決まるものではない。

　じつは論文タイトルの付け方や論文著者の人数さえも引用件数に大きく影響することが知られている[1]～[3]。学術雑誌といえど、それがメディアである限り、ジャーナリズムだけでなく、エンターテインメント、そしてアドバタイズメントという役割を担っているのだ。薬の効果に関する論文情報でいえば、研究結果がポジティブであればあるほど、その薬を開発した製薬企業にとっては宣伝広告としての利用価値が高い。薬の宣伝に利用されるということはまた、論文情報やその掲載誌の名も広く知れわたることになる。

　実際、製薬企業による資金提供を得た研究論文の掲載は、学術雑誌のインパクトファクターの上昇と関連していたことが報告されている[4]。また、製薬企業の資金提供を受けた研究の論文では、そうでない研究の論文に比べて、別刷りの発行部数増加の度合いが有意に高いことも報告されている[5]。これらの報告は 2010 年代のものであり、現在では状況も変わっているかもしれないが、トップジャーナルといえど、こうした利益相反があることを忘れてはならない。可続的な学術メディアとして、その影響力を維持するためには、ジャーナリズムを追求するだけでは難しいのかもしれない。

【論文情報もまた、ある種の表現】

　映像表現などを除けば、情報の多くは言葉や図で記述される。それは論文情報も同じである。臨床判断に大きな影響を与えるような医学論文は、世界中の医療関係者がアクセスできるよう英語で記載されるが、どのよう

な言語においても、言葉の使い方や表現方法が、事実に対する論文著者の
解釈に依存している限り、情報は客観的事実と主観的解釈が入り交じった
ものになる。

　図1は3章で紹介した新型コロナウイルスに対するワクチンの効果を図
で表現したものだ[6]。95％の有効率といえど、表現の仕方を変えれば、そ
の印象ががらりと変わることはすでに指摘している。研究結果そのものは
客観的な事実という性格を帯びているが、その事実をどういう関心から言
葉や図に変換するか、**事実を解釈するというプロセスは、事実の内容とは
独立して行われる作業**である。したがって、偶然の影響がまったく存在し
ないと仮定してもなお、論文情報には事実だけでなく執筆者の関心に基づ
くバイアスが交じっていることになる。

　学術論文だろうが、マスメディアの健康番組だろうが、メディアが媒介
する情報が、ある種の「表現」であることに変わりはない。ジャーナリズ
ム、エンターテインメント、アドバタイズメントというメディアの3つの
要素が、コンテンツ制作者の関心や意図によって織り込まれる中で、事実
内容は少なからず「デフォルメ」や「そぎ落とし」が行われる。情報は表
現というプロセスを経ることでメディアの価値、そして情報の「わかりや
すさ」を向上させることができる。しかし、このプロセスによってみえに
くくなるのは「生の事実」へのアクセス経路である。絵画における写実主
義と印象主義の対比は、このことに対する少なくない示唆を与えてくれる
かもしれない。

　意見（あるいは解釈）を表現することは、事実報道とは異なり、絶対的
に正しいというような「正解」はないし、その内容の真偽を問うことは原
理的に不可能である。しかし、事実関係を巧妙に説明しているような意見

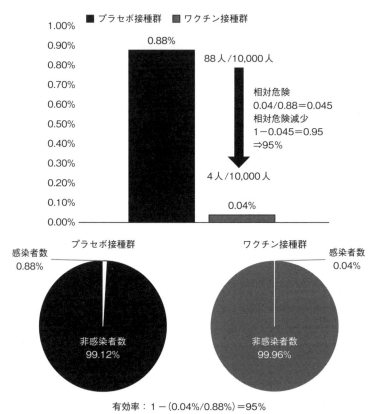

図1　新型コロナウイルスに対するワクチンの有効性
［文献6) より著者作成］

は、よくも悪くも人を納得させる強い力をもっている。現代医療を正統た
らしめているその正当性の源泉さえも、エビデンスそのものに含まれてい
る事実内容ではなく、情報を取り扱う人の関心や認識であるといってもよ
いかもしれない（むろん異論はあるかもしれないが、このテーマについて
は6章でも詳述する）。

【情報妥当性としてのランダム化比較試験】

　臨床医学に関する論文情報の中でも、薬の治療効果に関する情報として、その妥当性に優れているのが**ランダム化比較試験**の結果である。ランダム化比較試験とは、薬物治療をはじめとした医学的介入の効果を検証するための研究手法である。具体的には、一定数の被験者集団を対象に、医学的介入を行う集団と、介入を行わない集団とにランダムに振り分け、両集団の健康状態（たとえば死亡率など）を追跡調査していく（図2）。なお、両群で発生した健康状態の変化は統計学的に比較され、その結果は客観的な数値で示される。

　被験者をランダムに2つの集団に振り分けることで、年齢や性別、病状などの背景因子だけでなく、健康に対する関心や行動、患者の社会・経済環境など、あらゆる背景要素の偏りを小さくすることができる。それゆえ、広義のプラセボ効果を排除し、医学的介入の厳密な効果（に近しいもの）を比較することが可能となる。

　ランダム化比較試験で検討される健康状態は、一般的に**アウトカム**と呼ばれる。日本語では**評価項目**、論文によっては**エンドポイント**と表記していることもあるが、検討している医学的介入の有効性や安全性を評価するための指標である。たとえば、高血圧治療薬の効果を検討したいのであれ

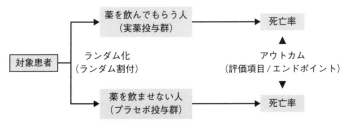

図2　死亡率を比較したランダム化比較試験のイメージ

ば、血圧の値はもちろん、脳卒中の発症率や全死亡率、あるいは副作用の発生率などもアウトカムとして用いられる。

　ランダム化比較試験では、一般的に複数のアウトカムを設定するが、研究開始前に設定される仮説検証のためのアウトカムを**一次アウトカム**、それ以外のアウトカムを二次アウトカムと呼び、この2つを明確に区別する。ランダム化比較試験で示された結果は妥当性の高い情報に違いないが、じつはこの一次アウトカムの結果のみが妥当性に優れた情報であることに注意したい。二次アウトカムについては、偶然的に示された可能性を否定することが難しく、妥当性の高い情報とはいえない。

　一次アウトカムが仮説検証のためのアウトカムであることは、ランダム化比較試験の結果を読み解くうえで非常に重要なポイントであるが、多くのメディアではこのことを軽視、ないしは無視している。繰り返すが、医学的介入の効果はランダム化比較試験の一次アウトカムでしか検証できない。二次アウトカムの結果は端的には仮説である。むろん、荒唐無稽な仮説ではないにしろ、一次アウトカムのように検証された仮説ではなく、新たに生成された仮説であることに注意しなければならない。

　またランダム化比較試験では、被験者全体の解析だけでなく、糖尿病を有する人や高齢者など、特徴的な集団のみを対象とした**サブグループ解析**も行われる。被験者全体では差が認められなかったけれども、特定の集団ではどのような効果が得られているのかを評価する探索的な解析だ。もちろん、サブグループ解析も仮説生成的な情報であり、検証された仮説ではない。このように、ランダム化比較試験論文には、一次アウトカムに関する情報のみならず、二次アウトカムやサブグループ解析に関する情報も研究結果として記載されることになる。

【論文情報のスピン】

　ランダム化比較試験の実施には莫大なコストと時間、そして労力がかけられており、研究者や研究実施にかかわる人たちにとってみれば、試験結果はポジティブであってほしいという期待が込められる。新型コロナウイルスに対するワクチン効果の検証を考えてみれば、その期待は研究にかかわる専門家のみならず、実際に接種を受けることになる一般市民にまで及ぶことだろう。そもそも「効果がある」という仮説を立てた時点で、検証結果に仮説が成立することを望むことは当たり前の心理ともいえる。

　むろん、一次アウトカムにポジティブな結果が示されるのであれば、問題は少ないように思われるが、そうでなかった場合はどうだろうか。ある薬の有効性をプラセボと比較したランダム化比較試験において、一次アウトカムに明確な差がつかず、効果不明という結果を想像してみてほしい。この場合、論文の結果や結論に「明確な差が出なかった」あるいは「効果は不明」とはっきり記載されていれば事実通りの表現といえるが、人はネガティブな結果の中にも微かな希望を探してしまうがゆえに事実は少なからず歪曲される。

　つまり、「一次アウトカムに差がなかったけれども……」というように、研究者としては「『けれども』に続く言葉」をどうしてもポジティブに表現したい、そうした感情をコントロールすることが難しいという話をしている。このことは僕自身が実際に研究を行った際にも経験的に感じている。やはり、効果不明というネガティブな結果よりも、高い有効性が示されたというポジティブな結果のほうが情報としてのインパクトは高い。

　先ほどの研究で、一次アウトカムには差が出なかったものの、二次アウ

トカムやサブグループ解析の結果がポジティブなものだったしたら、研究者はどのような関心に基づいて論文を執筆するだろうか。論文の結果や結論の記載において、どの解析結果を強調するかは、論文著者に委ねられている。

【スピンが発生しやすい状況】

　ランダム化比較試験の結果に関する論文に限らず、臨床医学分野の論文は本文とその要約である抄録（アブストラクト）に分かれており、抄録は一般的に構造化抄録（structured abstract）の形式でまとめられる。構造化抄録とは、最低限必要な情報を短時間で理解可能にするための記載方法で、背景（introduction）、方法（method）、結果（result）、結論（conclusion）の4項目で記載されることが多い。

　さらに細分化して項目立てをしている学術誌も存在するが、論旨としてはこの4分類を基本にしていると考えてよい。また論文の本文についても、この4つの分類に準じた項目立てが一般的である。なお、本文には考察（discussion）という項目が末尾に記載されることが多く、研究手法上の限界など研究結果に対する考察が述べられる。result が研究結果という事実そのものを記載する項目なのに対して、discussion は論文著者の意見や解釈が記載される。つまり、最初から客観的事実と主観的意見とをできる限り区別するフォーマットになっていることが、他のメディアにはあまりみられない学術論文の特徴であろう。

　構造化抄録は、論文に記載された膨大な情報を効率的に把握することを可能にしてくれる。しかし、これまで繰り返し述べてきたように、情報がわかりやすく整理されているということは、情報の取捨選択が行われていることにほかならない。

　研究結果を適切に論文に反映せず、研究データから得られた情報を論文著者の都合のよいように解釈して記載することをスピン（spin）と呼ぶ。抄録作成時において、どんな情報に関心を当てて記載をするのか、その判断が論文著者に委ねられているということは、スピンの発生する余地が極めて大きいことを意味している。ランダム化比較試験におけるスピンの状況を調査した 2010 年[7] と 2019 年[8] の報告を表1にまとめる。

　2010 年と 2019 年の報告を比較してもスピンの頻度に継時的な変化はみられず、臨床医学分野の学術論文では、一定の割合でスピンが存在しうることがわかる。また、結果の記載におけるスピンは本文よりも抄録に多い。情報の取捨選択を行う際に、著者の主張や考えに都合のよい情報が反映されやすいのかもしれない。他方で、結論部分のスピンは抄録、本文ともに多く、やはり情報を要約する過程においてスピンが発生しやすいといえるだろう。論文抄録にみられるスピンの具体的な内容について、主要なものを表2に示す。

　総じてスピンは**有意な差が出た結果のみが強調されている**という点で共通している。つまり、ランダム化比較試験論文の結果を読み解くうえでは、結論に書かれている記載を鵜呑みにするのではなく、研究の一次アウトカムの結果について、自分の目で確認する必要があるということだ。

表1　スピンの存在割合（%）[95%信頼区間]

報告者		Boutron I, et al : 2010[7]	Khan MS, et al : 2019[8]
解析対象		72 研究	93 研究
タイトルにスピン		18.0% [10.0〜28.9]	11% [5.9〜18]
抄録	結果にスピン	37.5% [26.4〜49.7]	41% [31.4〜51.0]
	結論にスピン	58.3% [46.1〜69.8]	48% [38.5〜58.4]
本文	結果にスピン	29.2% [19.0〜41.1]	38% [28.4〜47.8]
	結論にスピン	50.0% [38.0〜62.0]	54% [43.7〜63.5]

[文献 7) 8) より著者作成]

表2　抄録におけるスピンの具体的な内容〔存在割合（%）［95%信頼区間］〕

報告者		Boutron I, et al：2010[7]	Khan MS, et al：2019[8]
解析対象		72 研究	93 研究
結果のスピン	有意差があった比較のみを強調	11.1%［4.9〜20.7］	9%［4.4〜16.1］
	有意差があった二次アウトカムを強調	4.2%［0.9〜11.7］	14%［8.3〜22.5］
	有意なサブグループ分析を強調	8.3%［3.1〜17.3］	11%［5.9〜18.7］
結論のスピン	治療効果のみに焦点を当てる	23.6%［14.4〜35.1］	18%［11.7〜27.3］
	有意差がない場合、同等性を強調	13.9%［6.9〜24.1］	10%［5.2〜17.4］
	有意差がない一次アウトカムを考慮せずに有効性を強調	5.6%［1.5〜13.6］	4%［1.7〜10.5］
	有意差があった結果のみ強調	4.2%［0.9〜11.7］	4%［1.7〜10.5］
	一次アウトカムに有意差がないことを認めたうえで有効性を強調	4.2%［0.9〜11.7］	2%［0.6〜7.5］
	有意差がないことを認めたうえで、有意な結果が出た評価項目を強調	8.3%［3.1〜17.3］	10%［5.2〜17.4］

［文献7）8）より著者作成］

【利益相反はスピンと関連するのか】

　ある行為により、一方の利益になると同時に、他方への不利益になる行為を利益相反行為と呼ぶ。ランダム化比較試験においても営利企業から資金提供がなされている場合、利益相反行為が発動するおそれがある。つまり、企業にとって有利な研究結果が出るようバイアスが働くということだ。実際、論文著者に利益相反がある研究や、製薬企業から資金提供を受けている研究では、結果やその解釈が肯定的になる傾向にある[9]〜[11]。

　利益相反は研究結果をゆがめる原因の1つだが、スピンとの関連性はどうなのだろうか。製薬企業からの資金提供の有無とスピンの頻度の関連について検討した研究[12]では、7研究を統合解析した結果、明確な関連性

は示されていない（リスク比 1.08［95％信頼区間 0.87～1.34]）。ただ、この解析では統合された研究数が少なく、決定的な結論を引き出すことは難しいように思う。

　1 つの臨床課題に対して、複数の研究を集め、それぞれの研究結果を俯瞰しながら定性的な評価を行う研究論文を**レビュー論文**と呼ぶ。このようなレビュー論文では、先行研究の集め方や、集められた研究のうち、どの研究結果を重視するかで、最終的な結論が変わってしまう可能性がある。

　心理療法に関するレビュー論文 95 件を対象に、利益相反とスピンの関連を検討した研究[13] では、論文の結論部分におけるスピンを認めたのは 27 件（28％）と報告されている。またこの解析では薬物療法と心理療法を比較した研究に対して、心理療法に有利な結論を下していたレビュアーが有意に多かった（オッズ比 8.31［95％信頼区間 1.41～49.05]）。

　心理療法の有効性を評価していくがゆえに、心理療法が薬物療法に劣るものではないという思い込みや、効果に優れるという期待が論文の記載表現に影響を与えている傾向がうかがえる。さらにこの研究では、自分が行った研究をレビューに組み入れた場合にスピンが起こりやすいことも示されている。利益相反とスピンの関連性は、製薬企業からの資金提供といったような財政的な利益相反よりも、論文著者の学術的な利益相反のほうがより強く影響しているのかもしれない。

【スピンを検討した研究論文にスピンはないのか？】

　スピンをテーマにした論文そのものにスピンはないのだろうか。スピンの存在に関心の高い研究者が論文を書いているのだから、他の研究論文と同様にスピンが発生する状況が皆無というわけではない。いうなればミイラ取りがミイラになってしまうようなイメージだが、BMJ誌の2019年クリスマス号にSSSPIN試験と名づけられたスピンに関する研究におけるスピンの存在割合を検討した研究論文[14]が掲載された。

　この研究で、は35件のスピンに関する研究が解析の対象となっている。その結果、スピンが認められた論文は5件（14％）であった。スピンはスピン研究論文でも起きているという嘘のような本当の話である。14％という数値の解釈は人それぞれだろうが、一般的なランダム化比較試験のスピンの割合に比べれば少ない（図2）。スピンの研究者は他の研究者よりもスピン行為が少ない、ということはいえるかもしれない。とはいえ、どんな研究論文においても、研究者の期待や主張に都合のよいような表現が用いられている可能性について意識的でいたほうがよい。

　僕たちは医学的な現象を科学理論という既存の学問知の中で観察する。どのような革新的な研究においても、その背景となる学問理解があるからこそ、仮説を立て、それを検証しようと試みるのだ。そして、検証により観察された現象を、人はこのようなフレームワークの中でしか見つめることができない。観察が成立するうえで、その背景にある科学理論に依存せざるをえないことを**観察の理論負荷性**[15][16]と呼ぶが、このような負荷に加えて、研究者の関心や期待といった心理状況、あるいはさまざまな利益相反的背景が論文情報にスピンをもたらすリスクを増加させてしまう。

文　献

1) Paiva CE, Lima JP, et al. Articles with short titles describing the results are cited more often. Clinics（Sao Paulo）2012；67：509-13.

2) Njire Braticevic M, Babic I, et al. Title does matter：a cross-sectional study of 30 journals in the Medical Laboratory Technology category. Biochem Med（Zagreb）2020；30：010708.

3) Habibzadeh F, Yadollahie M, et al. Are shorter article titles more attractive for citations? Cross-sectional study of 22 scientific journals. Croat Med J 2010；51：165-70.

4) Lundh A, Barbateskovic M, et al. Conflicts of interest at medical journals：The influence of industry-supported randomised trials on journal impact factors and revenue ─ cohort study. PLoS Med 2010；7：e1000354.

5) Handel AE, Patel SV, et al. High reprint orders in medical journals and pharmaceutical industry funding：Case-control study. BMJ 2012；344：e4212.

6) Polack FP, Thomas SJ, et al. Safety and efficacy of the BNT162b2 mRNA Covid-19 vaccine. N Engl J Med 2020；383：2603-15.

7) Boutron I, Dutton S, et al. Reporting and interpretation of randomized controlled trials with statistically nonsignificant results for primary outcomes. JAMA 2010；303：2058-64.

8) Khan MS, Lateef N, et al. Level and prevalence of spin in published cardiovascular randomized clinical trial reports with statistically nonsignificant primary outcomes：A systematic review. JAMA Netw Open 2019；2：e192622.

9) Als-Nielsen B, Chen W, et al. Association of funding and conclusions in randomized drug trials：a reflection of treatment effect or adverse events? JAMA 2003；290：921-8.

10) Friedman LS, Richter ED. Relationship between conflicts of interest and research results. J Gen Intern Med 2004；19：51-6.

11) Bhandari M, Busse JW, et al. Association between industry funding and statistically significant pro-industry findings in medical and surgical randomized trials. CMAJ 2004；170：477-80.

12) Chiu K, Grundy Q, et al. 'Spin' in published biomedical literature：A methodological systematic review. PLoS Biol 2017；15：e2002173.

13) Lieb K, von der Osten-Sacken J, et al. Conflicts of interest and spin in reviews of psychological therapies：A systematic review. BMJ Open 2016；6：e010606.

14) Bero L, Chiu K, et al. The SSSPIN study-spin in studies of spin：Meta-research analysis. BMJ 2019；367：l6202.

15) 野家啓一．科学哲学への招待（ちくま学芸文庫）．東京：筑摩書房；2015．pp. 189〜．

16) 野家啓一．パラダイムとは何か（講談社学術文庫）．東京：講談社；2008．pp. 149〜．

6章

トンデモ医療と正統医療の線引き問題

　観察の理論負荷性を指摘されるまでもなく、情報に含まれる事実と解釈を明確に選り分けることは難しい。ならば科学は事実なのか、それとも解釈なのだろうか。存在が何であるかは人間の認識条件に依存しており、無条件的な物自体を認識できないのだとしたら、科学は事実というよりはむしろ、解釈なのだという主張も現実味を帯びてくる。とはいえ、科学的な命題が人の認識のうえでしか存在しないのなら、僕たちが寝ている間、月も存在しないのだろうか……。

　しかし、人類が滅びてもなお、月の実在は疑えないという直観もある。本章では、これまでの議論を踏まえながら、薬の効果や安全性を含めた医療情報を、人は正しく認識することができるか、できるとしたら、その方法はいかなるものなのかについて考察していきたい。

【分析的真理と総合的真理】[1]

　概念の形成、もしくはその受容において、人は少なからず推論という仕方で任意の情報から知識への変換を行っている。推論は、その手法に応じて大きく演繹と帰納に分けることができる。演繹とは経験によらず、普遍的命題（前提）から個別的命題（結論）を論理的に導き出す推論手法のことである。たとえば、公理から定理を導き出す幾何学的証明がこれにあたる。

　他方で、**帰納は経験に基づいて個別的命題（前提）から普遍的命題（結論）を導き出す推論手法**である。たとえば、複数の観察事例から一般法則を導き出すような推論がこれにあたる。ただし、演繹のように論理的必然性はもたない[*1]。

　演繹的推論はその正しさが経験によらず理解できる。実験や観察をしなくても、言葉のうえだけで正しさを確認できる真理は、一般的に**分析的真理**と呼ばれる[2)]。分析的な命題は必然性と確実性を備えている一方で、主語概念に含まれる内容を述語として取り出しているだけあり、見方を変えれば当たり前のことを述べているに過ぎない。いわゆるトートロジーも広義の分析的真理に含まれる。分析的真理は、主語概念に対する関心の向け方を変えることで、概念を明晰にする役割はあれど、僕らの知識を増やすことはない。

　帰納的推論は主語概念に含まれない情報を付け加える推論形式であり、それゆえ僕たちの知識を拡張する。このような推論に基づく真理は、分析的に対して**総合的真理**と呼ばれる[2)]。また、ドイツの哲学者、イマヌエル・カント Immanuel Kant（1724〜1804 年）は、経験に基づいて主語と述語を結びつける判断を**アポステリオリ**と呼んだ[*2]。

　分析的な命題は、その正しさが経験によらず理解できる。一方で、総合的な命題の正しさを保証するものは何か？　もしも経験だけがその正しさ

[*1]　なお帰納は、その推論形式の違いによっていくつかの手法に分類できる。一般的に帰納法といった場合、枚挙的帰納法を指すことが多い。たとえば、「このパックからこれまでに取り出した9つの卵はみんな腐っていた。だから、次に取り出す1個の卵もきっと腐っているだろう」という推論形式である[3)]。このほか、アブダクションやアナロジーなどの推論形式も使われている。

[*2]　他方で、経験によらず主語と述語を結びつける判断はアプリオリと呼ばれる。

を保証するのであれば、総合的な命題は経験に裏打ちされている必要があるだろう。科学的命題の確実性、あるいは必然性を問うたとき、その問題設定の核心は、「経験に基づく（偶然的な）知識を、必然的・確実な知識（理論体系）をに近づけるにはどうすればよいのだろうか？」という疑問に定式化できるかもしれない。

【分析的真理は成立するか？】

　経験こそが科学的命題の論理的正当性を裏づけるという思想的立場を経験主義と呼ぶ。20世紀に入り、経験主義の一形態である論理実証主義が台頭し始めると、真偽や確実性の判断は、直観や信仰ではなく、世界についての僕らの観察と推論に基づくべきだとする、近代科学を基礎づけるための思想が形づくられていった。すなわち、科学的命題の妥当性は、経験により検証されなければならないというわけだ。このことはまた、科学的命題は、有限個の観察可能な命題に論理的に還元できるということでもある。「糖尿病を患った人は将来的に腎臓病になりやすい」という命題も、高血糖が与えるさまざまな生理学的現象に関する経験的なデータの積み重なりのうえに成り立つ総合的真理といえるだろう。

　しかし、米国の哲学者ウィラード・ヴァン・オーマン・クワイン Willard van Orman Quine（1908～2000年）は、『経験主義のふたつのドグマ(Two Dogmas of Empiricism)』[4]という論文で、論理実証主義に対して否定的な立場をとった。彼は分析的な真理と総合的な真理を明確に区別できないこと、そして有意味な命題を直接経験に還元することは困難であると指摘する。クワインによれば、分析的命題には論理的なものと定義によるものの2種類があるという。

① 論理的に真な分析的言明：結婚していない男は誰も結婚していない
② 定義（同義性）による分析的言明：独身男は誰も結婚していない

　①の形式は論理的に正しく、必ず真となる命題であり、これ以上の検討を加える余地はないだろう。問題なのは、②の定義による分析的命題である。「結婚していない男」を「独身男」という言葉に置き換えることによって、①へ帰着するタイプの言明であるが、これが経験によらず分析的に成立するといえるだろうか？

　②の言明を①に帰着させる場合、「独身」と「結婚していない」が必ず同義でなければならない。クワインが問題としているのは、「結婚していない男は独身の男である」ということが分析的に成立するのか、ということである。一般的に、「AとBは同義である」とは「AはBである」が必ず分析的であることを意味しており、この場合の同義性は経験によらない「分析性」が前提となっている。しかし、**概念を別の概念で説明する行為は、必ずしも分析的に成立しているとはいえない。**

　　　「独身」と「結婚していない」という同義語の対が、どこでも、
　　　真理値を変えることなく交換可能であるということは、まった
　　　く正しいわけではない。「結婚していない」を「独身」に代入す
　　　ると偽となる真理は、「独身貴族」といった表現の助けを借りれ
　　　ば、容易に作ることができる

　　　〔W.V.O.クワイン．飯田　隆訳．論理的観点から—論理と哲学をめぐる九章（双書プロブレーマタ）．
　　　　　　　　　　　　　　　　　　　　東京：勁草書房；1992. p.42〕4)

　「独身」と「結婚していない」の同義性は結局のところ認知的同義性であり、言葉を定義する人の信念ともいうべきものかもしれない。むろん、

そこには経験の入り込む余地が多分にある。

　つまるところ、**言葉の意味や成り立ちは、その言葉が使われてきた歴史的、あるいは経験的な文脈に依存している**。このことはまた、「述語が主語に本質的に含まれる概念を取り出す」という分析的な判断が厳密には機能していないことを意味する。言葉の意味や概念は、いわば常識的規範の中で、その日常経験に基づく人間や社会の関心が生み出すものであり、時代とともに少なからず変化するものでもある。かつての精神分裂病や痴呆症という概念が、現代では統合失調症や認知症と呼ばれるように、時代が変われば言葉の意味や定義は変わっていく。このような観点からすれば、分析的言明は社会的文脈に固有のものかもしれない。

【機能していない意味の検証理論】

　認識の根拠は経験による検証であるとする論理実証主義の考え方は、「命題の意味とはその検証方法、すなわち実験や観察によって真偽を確かめる手続きである」という意味の検証理論に集約されている。たとえば、「薬剤Aが心臓病を予防する」という命題は、「薬剤A」と「心臓病を予防する」が同義ではないため、少なくとも**分析的真理（アプリオリ）**ではありえない。そして、ランダム化比較試験は、「薬剤Aが心臓病を予防する」という命題を経験的に確証もしくは反証する手続きといえる。つまり、**ランダム化比較試験は総合的（アポステリオリ）命題を導くための手**続きと考えればわかりやすいだろう[*3]。

　試験結果によって、実際に心臓病の予防効果が示されたのなら、「薬剤Aが心臓病を予防する」という命題は総合的真理になりうるだろう。しかし、こうした意味の検証理論が実臨床で成功しているかといえば、必ずし

もそうではない。

　2型糖尿病患者 10,251 人を対象としたランダム化比較試験[5]で、それまで当たり前の真理だと信じられてきた血糖値を下げる治療に対して否定的な結果が報告された。この研究では、HbA1c を標準値まで厳格にコントロールする治療（HbA1c 6.0%未満を目指す治療）と、ゆるめにコントロールする治療（HbA1c を 7.0〜7.9%で維持する治療）を比較して、心血管合併症が検討された。その結果、両群で合併症リスクに有意な差を認めなかった（ハザード比 0.90［95%信頼区間 0.78〜1.04］）。それどころか、厳格コントロール群で死亡のリスクが有意に増加した（ハザード比 1.22［95%信頼区間 1.01〜1.46］）[*4]。2008 年に報告された ACCORD（Action to Control Cardiovascular Risk in Diabetes）と呼ばれるこの研究結果は、糖尿病治療の常識を覆す衝撃的なものであった。

　しかし、この結果が実際の臨床現場にすぐに反映されたかといえば、現実にはそうなっていない。糖尿病では持続的な高血糖状態により、細小血管組織の障害とこれにともなう三大合併症（末梢神経障害、腎障害、網膜症）、さらには動脈硬化の進展による心血管疾患（大血管合併症）のリス

---

*3　他方で、メタ分析は文字通り分析的（アプリオリ）な手続きといえるかもしれない。しかし、ランダム化比較試験が総合的（アポステリオリ）な手続きである以上、メタ分析にも総合的真理が含まれていると考えられる。カントは「金は黄色の金属である」を分析的判断の例として挙げている。金の黄色さは経験によって得られた知見であるがゆえに総合的真理ではないか、と思われるかもしれない。しかし、カントによれば主語概念が、経験的概念であったとしても、分析判断は成立するという。主語概念が経験に基づく場合の分析的と総合的の区別は、厳密な必然性をもつか否かという問題ではなく、述語概念が、主語概念にとって、本質的な概念であるか、偶然的な概念であるかの違いに関心が向けられている。なお、分析判断と総合判断については文献[6]を参照されたい。

*4　ただし、死亡リスクの検討は二次アウトカムであり、この結果はあくまでも仮説生成といえる。このような反論ができることはしばしば重要である。その理由については後に論じている。

クが高まる。血糖値を正常と呼ばれる値まで下げることが重要であるという治療概念は、あまりにも強固なものだった*5。米国内科学会がACCORD試験の結果などを踏まえ、成人2型糖尿病患者の薬物療法に対するガイダンスを発表したのは2018年である[7]。このガイダンスでは、多くの2型糖尿病患者において、HbA1cの治療目標は7〜8%とすることを推奨している。

　「糖尿病は血糖値が高い状態であるがゆえに、高い血糖値を標準的な値まで下げることによって、健常者と変わらない予後が見込める」という命題は、糖尿病治療における知識体系の中でも深部にある理論であり、カントにならえば分析的命題に分類されるものかもしれない。そして、このような分析的命題が理論の深淵部にあればあるほど、命題と矛盾するような経験的データが得られたとしても、理論そのものは容易に反証されない。厳格な血糖コントロールは予後改善どころか悪化の懸念さえあるというACCORD試験からの経験知は、糖尿病治療の根幹を揺るがす知見ではあったが、10年にわたり理論の深部に大きな影響を与えることはできなかった。つまり、意味の検証理論は少なくとも即効的には機能していないのだ*6。

　クワインは、対立する2つの理論があるとき、決定実験によってそのど

　*5　このような糖尿病治療理論の礎を築いた主なエビデンスは、1998年に報告されたUKPDS[8]と呼ばれるランダム化比較試験と、その長期追跡研究の結果である。詳しくは、拙著『医学論文を読んで活用するための10講義』（中外医学社）[9]のintroductionを参照してほしい。一連の研究では、糖尿病発症早期における厳格な血糖コントロールによって、生命予後の改善が報告されていた。ランダム化比較試験から得られた知見によって、薬物治療理論に含まれる偶然性が低下し、必然性が増すことは、総合的真理のアプリオリ化とも呼べる現象かもしれない。そして、後述するように、いったん形成されたアプリオリな認識は、その後に報告される経験知によって容易に反証されないという性質をもっている。

ちらかが否定されるということはなく、どんな経験に対してもどんな信念でも保持しつづけることができると考えた[10]*7。科学的根拠、いわゆるエビデンスが知識の信念体系と衝突した際、その体系の深部が直接的に変更されることはむしろ稀なのかもしれない。実験や観察の手続きに問題がある（二次アウトカムの結果ゆえに）と経験知を部分否定することも可能だ。あるいは、理論を支持する別の研究結果をもち出して、糖尿病の発症初期に限っては厳格な血糖コントロールが有用であり、依然として血糖値を下げる治療は正当化されると主張することもできるだろう（図1）。

　一見反証されたようにみえる仮説も、補助仮説のアド・ホックな修正で、いくらでも救うことができてしまう。ただし、その修正は保守主義、すなわち「体系全体をできるだけ乱すまい、というわれわれの自然な傾向」に基づいたものでなければならない。知識や信念の総体は、その周辺のみが経験の影響を受けるのであって、深部への影響は小さなものでしかない、クワインは『経験主義のふたつのドグマ』[4]でそう指摘する。

　　地理や歴史についてのごくありふれた事柄から、原子物理学、
　　さらには純粋数学や論理に属するきわめて深遠な法則に至るま

---

*6　このとはまた、トーマス・サミュエル・クーン Thomas Samuel Kuhn のパラダイムシフトという概念にも影響を及ぼすかもしれない。パラダイムとは、クーンが『科学革命の構造』[11]で用いた概念である。ある時代のものの見方・考え方を支配する認識の枠組みのことであり、文化的習慣や権威、教育や社会システム等の社会的規範と考えればわかりやすいだろう。ただ、その定義はあまり明確ではなく、クーン自身によるパラダイムの概念も、21種類の意味で用いられていると指摘されている[12]。

*7　どんな観察（研究）結果が得られようが、科学理論を形成する一部の仮説を修正するだけで、理論そのものに大きな変更を加えなくて済む。このことに最初に気がついたのは20世紀初頭の物理学者ピエール・デュエム Pierre Maurice Marie Duhem（1861～1916年）である。クワインはデュエムの主張を「どんな仮説であっても、どんな観察からも支持される」という命題に発展させた。この命題は後に、デュエム＝クワインテーゼと呼ばれるようになる。

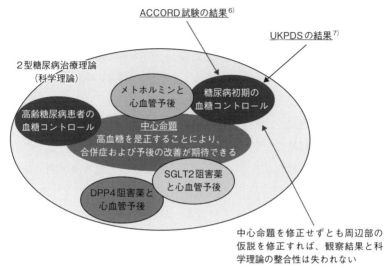

図1　糖尿病の治療理論の中心命題とその補助仮説

で、われわれのいわゆる知識や信念の総体は、周縁に沿っての
み経験と接する人工の構築物である

〔W.V.O.クワイン. 飯田　隆訳. 論理的観点から─論理と哲学をめぐる九章（双書プロブレーマタ）.
東京：勁草書房；1992. p.63〕[4]

【それは種類の差ではなく程度の差】

クワインが『経験主義のふたつのドグマ』[4] で主張しているのは、ドグ
マの否定ではなく、ドグマなき経験主義の提案である。それはある種のプ
ラグマティズム的思想[*8]に近い。

　　認識論的身分の点では、物理的対象と神々のあいだには程度の

[*8]　プラグマティズムとは、知識が真理かどうかは生活上の実践にもたらす帰結で決定される
　　とする思想的立場。

　差があるだけであって、両者は種類を異にするのではない。ど
ちらのたぐいの存在者も、文化的措定物としてのみ、われわれ
の考え方のなかに登場するのである。物理的対象の神話が多く
の他の神話よりも認識論的に優れているのは、経験の流れのな
かに扱いやすい構造を見いだす手だてとして、それが他の神話
よりも効率がよいことがわかっているためである

〔W.V.O.クワイン. 飯田　隆訳. 論理的観点から─論理と哲学をめぐる九章（双書プロブレーマタ）.
東京：勁草書房；1992. p.66〕4)

　経験を扱う命題という意味では、科学の対象は神話の対象と同じ地平に
あり、種類の差ではなく程度の差であるとクワインは主張する。そして、
科学を信じることが科学的である理由を「経験の流れを整合的にうまく説
明できるから」ということに帰着させている。

　こうしたクワインの考え方は、科学的な根拠に乏しいのにもかかわら
ず、あたかも効果があるとうたうような、いわゆる「トンデモ医療」*9と、
科学的根拠に裏打ちされた「正統医療」の違いも、種類の差の問題とする
のではなく、程度の差の問題と捉えることを可能にしてくれる。クワイン
の全体論の中に、絶対的な「正しさ」が身を置く場所は存在しない。

　2016 年 11 月、株式会社ディー・エヌ・エー（DeNA）が運営するヘル
スケア情報を扱うキュレーションサイト『WELQ（ウェルク）』が、信憑
性の乏しい情報を発信したことなどを理由にウェブサイトの無期限中止に
追い込まれた*10。この WELQ の問題について、医療情報系メディアであ
る『日経メディカルオンライン（現：日経メディカル Online)』に、2017

---

*9 トンデモとは「とんでもない」から派生した表現で、現実や常識から逸脱した趣旨・内
　容、荒唐無稽な主張などを含むものを指す。「トンデモ本」「トンデモ説」「トンデモ物件」
　のように、接頭辞的に名詞に付けて用いられることが多い。

年1月16日付で『WELQと日経メディカルはどこが違うのか』という記事が掲載された[11]。

　『日経メディカル』といえば、株式会社日経BPが発行する総合医療情報誌であり（2021年4月より休刊）、医学、医療に関するメディア大手である。では、『WELQ』と『日経メディカル』は何がどう違うのだろうか。端的に、「『WELQ』に書いてあることは間違っていて、『日経メディカル』に書いてあることは正しい」ということでよいのだろうか。

　明らかに非科学的な医療は、確かにトンデモと呼ばれるような医療なのかもしれない。しかし、一般的な風邪に対する抗菌薬の処方は正当医療なのか、それともトンデモ医療なのかと考えたときに、明確な線引きをすることができるだろうか。世間では怪しげな民間療法をトンデモ医療として批判する人も少なくない。しかし、トンデモ医療と医学的に妥当な医療の境界を見定めることは、突き詰めて考えると難しい[12]。

　むろん、本書はトンデモ医療を擁護する立場にはまったくない。むしろ、僕はエビデンスのない医療情報には否定的だ。ここで主張したいのは、トンデモ医療と正当医療との境界は極めてグレーであるということなのである。

[10] 株式会社ディー・エヌ・エー（東京都渋谷区）当社運営のキュレーションプラットフォームについてのお知らせ（https://dena.com/jp/press/003255）
[11] 『WELQと日経メディカルはどこが違うのか（田島　健＝日経メディカル）』日経メディカルOnline（2017年01月16日）（https://medical.nikkeibp.co.jp/leaf/mem/pub/eye/201701/549779.html）
[12] このことは科学と疑似科学の線引き問題と本質的には同じである。このテーマについては伊勢田哲治さんの『疑似科学と科学の哲学』[13]を参照されたい。

【認識の論理的妥当性を支える専門性】

　トンデモ医療と医学的に妥当な医療の線引きに関して、僕は科学哲学者のカール・ライムント・ポパー Sir Karl Raimund Popper（1902〜1994 年）の批判的合理主義という考え方に、そのヒントを見出そうとしている。批判的合理主義とは、科学探求を推測と反駁の継続的なプロセスと捉える考え方で、非科学と科学的な言明の境界を反証可能性により定義しようというものだ。ポパーは『客観的知識——進化論的アプローチ』[14] という著書の中で以下のように述べている。

> 　合理的観点からすれば、われわれはいかなる理論にも「信をおく」べきでない。なぜなら、いかなる理論も真であることが明らかにされなかったからであり、真であることが明らかにされえないからである。〈中略〉
> しかしわれわれは行為のための基礎として最も良くテストされた理論を優先的に選択すべきである
>
> 〔カール・R・ポパー. 森　博訳. 客観的知識——進化論的アプローチ. 東京：木鐸社；2004.
> pp.27-8，下線強調は著者による〕[14]

　つまり、理論において絶対的信頼性など存在しないのだから、経験的に最もよくテストされた理論を選ぶのが合理的であろうということだ。トンデモ医療と（医学的に）妥当な正当医療との境界は、この合理性のもとに区別されるべきではないだろうか。少なくとも、その医療情報が経験的にテストされ、その反証に耐えうる理論的背景に基づいて構築されているか否か、という視点をもつということは有用であろう。発信されている医療情報が、しっかりと一次情報（臨床医学でいえばその分野の原著論文など）に言及できているかどうか、メディアがそれを適切に引用し、現時点で最も妥当な記事にする努力を垣間見ることができるかどうか、さらにコ

ンテンツ作成者自身による批判的考察も重要である。

　そもそも科学的根拠そのものがメディアの関心によって切り出された事実の一側面であるとも指摘できる（**5章**のスピンのように）。大手医療メディアだからまともなことをいっていると考えるのは、ある意味で権威主義的な考え方なのかもしれない。むしろ、医療に関するあらゆる言説が、トンデモ性を兼ね備えているということをいったん受け入れてみることは案外大切だ。端的には西洋医療、東洋医療、呪術的医療、そのいずれにも程度の差はあれトンデモ性が含まれているという考え方も否定されるものではない。正統性とはトンデモ性との濃淡が織りなす程度の問題であるのだから。

　しかし、医療者は医療情報の専門家として、情報内容に含まれるトンデモ性の度合いを見極めるスキルが必要だ。それはまた、情報内容にどれほど論理的整合性が残されているかを推し量る能力であり、医療情報を扱う者としての専門性ともいえるだろう。ランダム化比較試験の結果でさえ、原理的にはどこまでも疑いうる。ただ、情報命題のすべてを疑いつくしていたらものごとの意思決定はままならない。だからこそ、生活レベルで許容できるトンデモ性がどの程度なのか、その範囲を見定めることが肝要なのだと思う。

文　献

1) 野家啓一. 科学哲学への招待（ちくま学芸文庫）. 東京：筑摩書房；2015. pp.112-8, pp.152-5.
2) 戸田山和久. 論理学を作る. 名古屋：名古屋大学出版会；2000. p.47.
3) 戸田山和久. 科学哲学の冒険サイエンスの目的と方法をさぐる. 東京：NHK出版；2005. p.49.
4) W.V.O.クワイン. 飯田　隆訳. 論理的観点から—論理と哲学をめぐる九章（双書

プロブレーマタ）. 東京：勁草書房；1992.

5）Action to Control Cardiovascular Risk in Diabetes Study Group. Effects of intensive glucose lowering in type 2 diabetes. N Engl J Med 2008；358：2545-59.

6）五十嵐涼介. カント論理学の形式的分析（2）. 哲学論叢 2018；45：31-46（http://hdl. handle. net/2433/240636

7）Qaseem A, Wilt TJ, et al. Hemoglobin A1c targets for glycemic control with pharmacologic therapy for nonpregnant adults with type 2 diabetes mellitus：A guidance statement update from the American College of Physicians. Ann Intern Med 2018；168：569-76.

8）Intensive blood-glucose control with sulphonylureas or insulin compared with conventional treatment and risk of complications in patients with type 2 diabetes（UKPDS 33）. UK Prospective Diabetes Study（UKPDS）Group. Lancet 1998；352：837-53.

9）青島周一. 視野を広げるエビデンスの読み方——医学論文を読んで活用するための10講義. 東京：中外医学社；2020.

10）Sehon SR, Stanley DE, et al. A philosophical analysis of the evidence-based medicine debate. BMC Health Serv Res 2003；3：14.

11）トーマス・クーン. 中山　茂訳. 科学革命の構造. 東京：みすず書房；1971.

12）Lakatos I, Musgrave A, editors. Criticism and the growth of knowledge. vol. 4. Proceedings of the international colloquium in the philosophy of science, London, 1965. 1st ed. London：Cambridge University Press；1970.

13）伊勢田哲治. 疑似科学と科学の哲学. 名古屋：名古屋大学出版会；2003.

14）カール・R. ポパー. 森　博訳. 客観的知識——進化論的アプローチ. 東京：木鐸社；2004.

3部

情　動
──臨床をめぐる中動態

7章

薬を飲まない・飲めない問題

7.1節　責任と意志を巡る中動態

　小学生のころ、何気なく食べていたお昼の給食にも、食に関する正しい理解と適切な判断力を養うという教育的なミッションが課せられていることを知ったのは、つい最近のことである。学校給食の目的は、学校給食法第二条[1]に明確に定められている（図1）。

第二条　学校給食を実施するに当たっては、義務教育諸学校における教育の目的を実現するために、次に掲げる目標が達成されるよう努めなければならない。
　一　適切な栄養の摂取による健康の保持増進を図ること。
　二　日常生活における食事について正しい理解を深め、健全な食生活を営むことができる判断力を培い、及び望ましい食習慣を養うこと。
　三　学校生活を豊かにし、明るい社交性及び協同の精神を養うこと。
　四　食生活が自然の恩恵の上に成り立つものであることについての理解を深め、生命及び自然を尊重する精神並びに環境の保全に寄与する態度を養うこと。
　五　食生活が食にかかわる人々の様々な活動に支えられていることについての理解を深め、勤労を重んずる態度を養うこと。
　六　我が国や各地域の優れた伝統的な食文化についての理解を深めること。
　七　食料の生産、流通及び消費について、正しい理解に導くこと。

図1　学校給食法第二条
　　　［文献1）より転載］

【給食を食べることと薬を服用すること】

　学校給食法第二条に記されているように、小学校や中学校などの義務教育諸学校で実施される給食は、栄養バランスの優れた食事の提供だけでなく教育の一環という性質も帯びている。「食育」という言葉で表現される、このような給食の性質は、端的には健全な食生活を実践できる人間を育てるということに近い。だからこそ、「給食は残してはいけないもの」という前提がある。少なくとも日本人は、年齢にかかわらず、食べ残しに対してネガティブなイメージをもつ傾向にあろう。「（野菜であれ肉類であれ）食べることはその命をいただくことであり、食べ物を残すことは命を粗末にしている」「好き嫌いをしては食事内容が偏ってしまって健康的な成長を維持できない」「調理をしてくれた人たちに対する感謝の想いに欠ける」……というように。給食を残してはいけない理由はどれも正論であり、潔癖ともいえるほどに道徳的であり、そこに反論の余地は少ない。

　もちろん栄養バランスに配慮された学校給食は、児童・生徒の健全な成長のために有用なものであろうし、給食を通じて、食文化や食料生産について学びを深めるきっかけになる。実際、日本の公立中学校を対象とした研究[2]において、学校給食は小児肥満の抑止に効果があると報告されている。食事のマナーや食の安全・衛生など、給食を通じて得られる学びは決して少なくない。

　しかしながら、さまざまな理由でどうしても給食を食べられない児童・生徒も少なからず存在する。小学校給食の食べ残しに関連する要因を検討した研究[3]によれば、都内の小学校に通う5〜6年生のべ222人を調査した結果、喫食時間が足りない（オッズ比45.31[95%信頼区間13.46〜152.53]）、嫌いな食材がある（オッズ比2.71［95%信頼区間1.04〜7.09]）という要因が食べ残しと関連していた。他方で、体格指数（body mass index：BMI）

の1増加（オッズ比0.80 ［95％信頼区間0.65〜0.99］）は食べ残さないことに関連していた[3]。なお、この研究では性別や給食前の空腹度と食べ残しに関連性は認められなかった[3]。

　食物アレルギーは医学的な問題であり、給食を食べ残してもよい正当な理由として取り扱われるかもしれない。しかし、どうしても苦手で食べられない食材があることは、是正すべき問題として関心を向けるべきなのだろうか。大人でさえ少食で標準よりも少なめの量しか食べられない人や、食べる速度が遅く、喫食時間を決められるとどうしても時間が足りなくなってしまう人だっているはずだ。給食を食べない・食べられない問題において、正当化される理由とそうでない理由の差異は何だろうか。

　学校給食は、食事の提供のみならず人の生活に資する教養や学びを深めるという、極めて有用性の高い（と考えられている）システムだけに、「食べ物を残すなんて給食を作ってくれた人たちに失礼じゃないか！」「食べ物を粗末にしてはいけません。全部食べなさい」「残す……？　とんでもない。外国では貧しい人たちが食べ物に困っているんですよ」といった文言は常に正当化されやすくなる。こうした給食制度によって、言葉にできない生きづらさや不自由さを覚える児童・生徒も、少なからず存在するのではないだろうか。極端な話かもしれないが、給食が原因で不登校になったり、トラウマを抱えてしまう児童・生徒だっているかもしれない。

　医学的事由は本人の意志や努力と無関係だから正当化されるのだろう。しかし、給食を好き嫌いで食べないことや決められた時間内に食べきれないことは本人の意志の弱さや努力不足と明確に関連しているといえるのだろうか。給食を残してはいけない数々の理由は限りなく正論に近い。しかし、**正論を理解することと、実際の振る舞いは、意志の強さや継続的な努**

力という仕方で架橋できるような問題ではない。

　むろん、現在の学校教育において、これまで述べてきたような観点から
丁寧な考察がなされ、「給食を食べない・食べられない」ことについて、
適切な配慮がなされているケースも多いだろう。したがって、僕の主張が
学校給食におけるすべての状況に当てはまるとは限らない。ただ、学校給
食制度における不自由さを、薬を服用するという文脈に置き換えて考えて
みたとき、事態はやや深刻さを増してくるように思われる。
　たとえば、図1の学校給食法第二条第一項「適切な"栄養の摂取"によ
る健康の保持増進を図ること」を「適切な"服薬方法"による健康の保持
増進を図ること」と置き換えても違和感を覚えないように、学校給食の実
施目的と薬剤の適正使用の目的は別次元の文脈ではない。

【医療機関を受診するという意志の実在】

　医療機関を受診しようと意思決定するとき、僕らはどんな状況にあるだ
ろう。環境面や心理面など、さまざまな状況を想像することができると思
う。つらい身体症状や不安な健康問題をできるだけ早く解消したいと考え
ることもあれば、健康への関心は低いけれども周囲の人が勧めるから、あ
るいは医療者にいわれるがまま、医療機関を受診している人もいるかもし
れない。とりわけ健康診断で身体の異常を指摘されたとき、指摘された本
人の健康に対する関心の度合いは、医療機関を受診するという行為に小さ
くない影響を及ぼしているように思える。

　健康に対する関心が低ければ、たとえ健康診断でコレステロールや血圧
の値が高いと指摘されようとも、医療機関を受診しようと考える機会は少
ないかもしれない。コレステロール値や血圧の値が高かろうが、現に困っ

ている身体症状がなければ、医療を受ける必然性は決して高くないからだ。ただ、このような状況にあっても医療機関を受診する人は存在する。コレステロール値や血圧が高いことは健康に悪い、そうした正論は理解している。しかし一方で、現実行動として医療機関を受診したいとは思わない。それにもかかわらず、なんとなく受診してしまった……、そんな状況だ。

　このような状況で医療機関を受診する人は、「考え直したら、やはり健康が心配だ……」という結論に達したのかもしれないが、本当にそれだけが受診理由のすべてだろうか。患者本人の意志が存在する、すなわち「やはり健康が心配」だから医療機関を受診した、というよりは、むしろ本人の関心とは関連の薄いところで医療機関を受診することの意思決定がなされてはいないだろうか。たとえば、「家族からどうしても受診してほしいといわれたから」という仕方で。そもそも、「やはり健康が心配」になったから受診した、という一見すると能動的な振る舞いも、本人の意志のみで構成される純粋な能動的行為とはいえない側面がある。誰かに医療機関を受診しなさいといわれずとも、異常値として示された検査値に対して、半ば強制的に健康へ関心が向けられてしまう側面があるからだ。

　患者本人からすれば、受けたくもない診察を受けて、飲みたくもない薬をたくさん処方される、という状況もありうる。そして薬剤師からは、「薬をしっかり飲んでください」と説明を受ける。こうした状況では「医療機関を受診して薬をもち帰る」という行為に、**純粋な能動性というよりはむしろ、少なからずの受動性が垣間見える。**

　健康増進、教育的利点を盾にした「給食を残さず食べなさい」という圧力と、健康増進、症状改善を盾にした「薬を用法用量の通りに飲みなさい」という圧力。前者を教育的指導とするならば、後者は紛れもなく服薬指導であり、両者に本質的な違いはない、というのが僕の考えである。そ

れはまた**ある種の強要に近しい行為**、あるいは**多様な価値観の否定**だとさえ感じる。何の関心もない薬を前にした患者に対して、僕たち薬剤師はその有効性と安全性について説明し、毎日しっかり服用するように、そして用法用量を守るように強調する。そこには程度の差はあれ、「飲まないと不健康になりますよ」というメッセージが込められる……。それは患者のためかもしれないが、「誰かのために」なんてことは、ときとして誰のためにもならない。

【「能動」／「受動」では表現できない世界】

　僕はあまり勉強をしなかった中学生ではあったが、英語の授業では、英文には**能動態**（active voice）と**受動態**（passive voice）の２つがあって、両者は言い換えることが可能だし、文章は例外なくこの２つのどちらかで表現されることを習った。むろん、能動態や受動態という文章形態は英語だけでなく日本語でも同様の仕方で分類できるし、あまりにも日常的な語法であろう。僕たちは人の行為について、常に「する/される」という思考の枠組みの中でその意味を考えている。むしろ、**「する/される」以外の行為の意味を考えることのほうが難しい**。とはいえ、必ずしもこの２つの態で人の振る舞いのすべてが記述できるわけではない。

　先の医療機関受診をめぐる人の意思決定や振る舞いもそうであるが、より身近な例として「人を愛する」という行為を考えてみよう。誰かを愛することは能動的行為だろうか？　それとも受動的行為だろうか？
　誰かを愛するとき、僕らは自然な感情として、自らの内に湧き出る情動に従っているはずだ。他者から強制されて誰かを愛する（つまり、［誰かに］愛させられている、という奇妙な文章形態で表される状況）ことはできないし、目の前の人を愛そうと強く思っても、真に愛することは困難

だ。こうした「能動」/「受動」では収まりきらない振る舞いは、「愛する」のほかにも「尊敬する」などの行為が当てはまるように思う。しかし、それでもなお、僕たちは「能動」/「受動」でしか、これらの行為を解釈することができない。

　「能動」/「受動」以外の言葉で行為を解釈することができないのは、人の思考が、どんなものでも能動か受動かに分類してしまう強い力に支配されているからにほかならない。哲学者の國分功一郎さんは『中動態の世界 — 意志と責任の考古学』[4] という書籍で「能動」/「受動」という言葉の区別こそが、僕たちの思考を基礎づけていると指摘する。

　　能動と受動の区別は、すべての行為を「する」か「される」かに分配することを求める。　＜中略＞　この区別は非常に不便で不正確なものだ。能動の形式が表現する事態や行為は能動性のカテゴリーにうまく一致しないし、だからといってそれらを受動の形式で表現できるわけでもない。だが、それにもかかわらず、われわれはこの区別を使っている。そしてそれを使わざるをえない

〔國分功一郎. 中動態の世界―意志と責任の考古学（シリーズ ケアをひらく）.
東京：医学書院：2017. p.21〕[4]

　同書によれば、言語の歴史を振り返ったとき、「能動」/「受動」というパースペクティブはむしろ新しいものであり、かつてはこのような視座は存在しなかったという[4]。そこには行為を「する」/「される」という二分法で捉えない言語的世界、すなわち**能動態/中動態**というパースペクティブが存在した。

【中動態とは何か？】

　「中動態」とは、「態」とある通り、英文法で習った能動態や受動態の一種である。僕らの行為を十分に表現できないという指摘があるにせよ、「能動」／「受動」という区別は日常生活の中であまりにも自明な世界観として存在する。ならば中動態という概念は一体どこに位置づけられるのだろうか。

　まず前提として、中動態は能動態と受動態の両方の意味を含ませたものではない。國分さんによれば、中動態を最も説得力のある仕方で定義づけたのは言語学者のエミール・バンヴェニスト Émile Benveniste（1902～1976年）だという[4]。

　バンヴェニストは「『能動』という項は、『中動』と対立された時には、『受動』に対立された時と同じ意味を持ちえない」[4]と述べている。対立項が違うために、「能動」／「受動」における能動と、「能動」／「中動」における能動は同じ概念ではないということだ。そして、バンヴェニストは「能動」／「中動」を以下のように定義した。

　　能動では、動詞は主語から出発して、主語の外で完遂する過程を指し示している。これに対立する態である中動では、動詞は主語がその座〔siège〕となるような過程を表している。つまり、主語は過程の内部にある

〔國分功一郎. 中動態の世界―意志と責任の考古学. 東京：医学書院；2017. p.88〕[4]*1

---

*1　エミール・バンヴェニストによる当該文章が日本語訳された書籍として、みすず書房版がある（エミール・バンヴェニスト. 岸本通夫監訳. 河村正夫，木下光一ほか訳. 一般言語学の諸問題. 東京：みすず書房；1983. p.169）。

　一見すると難解な定義という印象を受けるだろう。「能動」/「受動」の考え方にすっかり慣れてしまった僕らにとって、動詞が主語から出発して、主語の外で完遂するといわれても、その状況をイメージすることは困難だ。しかし、決して難しい状況を表しているわけではない。たとえば、「モノを壊す」はバンヴェニストの定義に当てはめれば、能動的行為といえる。**自分の外側で行為が完結する**からだ。それに対して、先ほど例に挙げた「人を愛する」という行為はどうだろうか。「能動」/「受動」でいえば能動的行為といえるかもしれないが、「愛する」は、自分（主語）の外で完遂する過程ではない。愛するは自分自身が愛するという過程の場所になっている。「好きになるぞっ」と意志して誰かを好きになるわけではないし、「好きになれ」といわれても嫌いなものは嫌いだろう。**好意や尊敬の感情は、じつは中動態でしか説明できない**[*2]。

> 能動と受動との対立においては、するかされるかが問題になるのだった。それに対し、能動と中動の対立においては、主語が過程の外にあるか内にあるかが問題になる
>
> 〔國分功一郎. 中動態の世界—意志と責任の考古学（シリーズ ケアをひらく）.
> 東京：医学書院：2017. p.88〕[4]

　ちなみに中動態には、自動詞表現と受動態表現の双方の意味が含まれている。たとえば、「感動する」という行為に関する文章表現において、「感動する」は「感動させられる」と置き換えても文脈が大きく変化することはない。感動も自分が場所になって起こるから中動態なのであり、中動態だからこそ自動詞的にも受動態的にも翻訳できる。

[*2]　先の給食における食材の好き嫌いの議論をここで重ねることは、現代社会における中動態の世界を垣間みるうえで、とても有用だと思う。

【なぜ中動態は消えたのか？】

　しかし、言語の歴史を振り返ってみると、かつては「能動」／「受動」という言語世界が存在しなかったということに驚かされる。僕たちはすでに「能動」／「受動」という視点でしか世界を捉えられないので、「能動」／「中動」という世界観を想像することは叶わない。

　中動態の言語世界を理解しにくいのは、そもそも中動態的な思考の枠組みを現代人がもち合わせていないからである。ただ、「能動」／「中動」という言語世界観が、「能動」／「受動」という言語世界観に置き換わった過程の背景を想像してみると、中動態の世界が少しだけ理解しやすくなるように思う。

　「能動」／「受動」が区別しているのは、いわば**行為の方向性**である。つまり、「君は自分で（自発的に）来たのか」、それとも「誰かに（強制的に）連れてこられたのか」ということを何としてでも区別しようとする。しかし、中動態はそのような区別を要請しない。改めて考えるまでもなく、他者を愛することに自発も強制もないだろう。そしてこのことは、現代社会では自明の概念である、意志の実在を揺るがすものである。

　　　能動態と中動態を対立させる言語では、意志が前景化しない

〔國分功一郎. 中動態の世界—意志と責任の考古学（シリーズ ケアをひらく).
東京：医学書院；2017. p.97〕[4]

　「能動」／「受動」により行為の帰属先を区別する。こうした言語を國分さんは**「尋問する言語」**と呼んでいる。同じ事実なのに能動と受動を区別しようと「お前が自分でやったのか？　それともやらされたのか？」と執拗に尋問することになるからである[*3]。

　「能動」/「中動」から「能動」/「受動」へと、言語世界観が変化した原因として、國分さんは「能動態と中動態の対立から能動態と受動態の対立へと移行することによって、意志が問われるようになったのではないか」という仮説を立てている[4]。意志の概念は、こうした言語に起こった大変動と関係しているということだ。この大変動後を生きる僕らにとって「意志」なき行為を意味づけることは困難だが、**古代ギリシアの時代には意志の概念はなかった可能性**が、この仮説の根拠となっている。

> 　たとえばプラトンを読んでも意志の話は出てきません。プラトンには有名な「魂の三区分」という考え方がありますが、その三つというのは知性・欲望・気概であって、意志の場所はありません。
> 　アリストテレスには意志の先駆となる概念があったと言われることもありますが、仮にあったとしても、それはあくまでも意志概念の先駆けとなるようなものにすぎません
>
> 〔國分功一郎. はじめてのスピノザ　自由へのエチカ（講談社現代新書）.
> 東京：講談社；2020. p.126〕[5]

【意志の所在、その行方】

　意志の概念を使うと、行為の原因をある人に帰属させることができる。しかしながら行為の原因というのは、本来はいくらでも遡ることができるはずのものである。たとえば、夕方にコンビニエンスストアに行くという行為を考えてみよう。なぜコンビニエンスストアに行くのかというと、

---

*3　一方で、「感情」に理由や意志がないからこそ僕たちはときに悩みを抱える。自然と湧き上がる感情をうまく言葉で表現できずに、現実とのギャップを感じ、心の動揺を覚えることは少なくないはずだ。そういう意味では、中動態を生きるとはしんどいことでもある。尋問する言語世界（能動/受動的世界観）の生きづらさとはまた別の仕方で中動態の世界にも生きづらさがあるように思える。

ビールを買うためだ。なぜビールを買うのかというと、それは日曜日に
スーパーでまとめ買いをするのを忘れたために冷蔵庫の在庫を切らしてし
まったからである。なぜ日曜日にスーパーに行けなかったかというと、仕
事で忙しくて外出している暇がなかったからである。なぜ暇がなかったか
というと、先々週の日曜日に夕方まで布団の中でだらだらしていたからで
ある。この通り、「なぜ……」というように、ある1つの行為がなされる
背景には無数の出来事が理由なく存在しており、必然的な行為の帰結のよ
うにみえる出来事も、出来事連鎖という観点でみれば、偶然の1コマでし
かないのかもしれない。しかし、意志という概念を使うと、この**無限に連
なる（偶然的な）出来事をブツリと切断し、ある種の必然性を宿す**ことが
できる。「お前がビールを飲みたいと意志したからコンビニに行くんだろ
う？」というように。

　医療においても患者に意思決定を迫る機会は少なくない。たとえば、イ
ンフルエンザ感染症に用いる治療薬には、抗ウイルス薬（タミフル®など）
のほかに漢方薬（麻黄湯など）などがある。当たり前であるが、それぞれ
に治療のメリットとデメリットがある。もちろん、薬を飲まないという選
択肢も強く否定されるものではないだろう。一般的には可能な選択肢の違
いを丁寧に説明し、そのうえで患者の希望を尊重する**意思決定支援**なるも
のが医療コミュニケーションの理想とされる。しかし、**意思決定支援は責
任の押し付け**という側面も有する。「パンがよいですか？　ライスがよい
ですか？　はい、わかりましたパンですね」というように。そしてこのこ
とは、「あなたがパンといったんですよ、パンを選んだ責任はあなたにあ
ります」という言葉に容易に変換できる。

　意志をめぐる現代社会の論法というのは次のようなものです。
　——これだけ選択肢があります。はい、これがあなたの選択で

すね。ということはつまり、あなたが自分の意志で決められた
のがこれです。ご自身の意志で選択されたことですから、その
責任はあなたにあります

〔國分功一郎．はじめてのスピノザ　自由へのエチカ（講談社現代新書）．
東京：講談社：2020. p.125〕[5]

　本来、意志という概念は合理的には理解できないもののはずだ。人の心
の中にゼロからの出発点などないのだから。純粋な自発性なんてものは存
在しない。しかし、意志は行為を誰かに帰属させることによって、その誰
かに行為の責任を負わせることができるようになる。意志は行為の帰属を
可能にし、行為の帰属は責任を問うことを可能にさせる。現代社会はある
意味で意志教のようなものを信仰しているのではないだろうか、と國分さ
んは指摘する[5]。

　　私はこの意志という概念に現代社会が取り憑かれている気がし
　　てなりません。何もかもが意志によって説明されてしまう。私
　　たちは意志を信仰しつつ、意志に取り憑かれ、意志に悩まされ
　　ているのではないでしょうか

〔國分功一郎．はじめてのスピノザ　自由へのエチカ（講談社現代新書）．
東京：講談社：2020. p.127〕[5]

　「能動」／「受動」というパースペクティブには意志という概念を浮き彫
りにする力が宿っている。英語であれ日本語であれ、言葉には行為の帰属
を尋問する力があることは確かなのだ。「その行為は一体、誰に帰属して
いるのか？」と。つまり意志の所在を要求している。

7.2節　中動態と服薬アドヒアランス

　服薬アドヒアランスと健康に対する関心については2.2節でも言及したが、本節では、中動態の概念を踏まえながら、さらに考察を深めていきたい。薬の効果を最大限に発揮させるために必要な要素は多岐にわたる。ただ、医師が意図した用法用量通りに患者が服薬することは、その前提の1つであろう。患者がいいかげんに薬を飲むことを想定して薬を処方するケースもあるかもしれないが、やはり期待される効果を得るためには、医師の指示通りに服薬してもらう必要がある。このような前提に垣間見えるのが、医療者の意図に患者が従順に応じるという構造形態かもしれない。実際、そのような意味合いから、**服薬コンプライアンス**という言葉を用いる機会が少なからず存在した。

【コンプライアンスからアドヒアランスへの変容】

　コンプライアンス（compliance）という言葉には、（要求・命令などに）応じること、あるいは服従、盲従などの意味が含まれている。一般的には、企業が法律や内規などの基本的なルールに従って活動することを指す企業コンプライアンスという言葉のほうがなじみ深いかもしれない。「服薬コンプライアンス」という言葉は、主に医療従事者が用いる特殊な言葉だといえる。

　しかしながら、企業コンプライアンスはともかく、服薬コンプライアンスという言葉は、医療従事者と患者との間に最初から差異性をもち込んだ**概念**である。つまり、服薬コンプライアンスとは患者が医療従事者の指示

にどれほど従うのかという指標であり、「ノンコンプライアンス」という
言葉には医療従事者の指示に従わない、治療がうまくいかないのは患者自
身の問題であるとでもいうような、どちらかといえば権威勾配的な意味合
いが含まれている。元来、このような権威勾配性を意識してコンプライア
ンスという言葉を使っていたわけではないと思われるが、近年では服薬コ
ンプライアンスではなく、服薬アドヒアランスという言葉が用いることが
一般的だ。

　アドヒアランス（adherence）とは、固執であるとか、執着という意
味の言葉である。服薬アドヒアランスといった場合には、患者が薬物治療
に対してどれだけの関心があり、どれだけ積極的にかかわろうとしている
のか、といった思考的な枠組みが提示されている。コンプライアンスから
アドヒアランスへの言葉の変化は、治療へのかかわり方という視点におい
て、**患者の能動性が重視されるようになってきた**ということにほかならな
い。

　また、こうした考え方の変化には**コンコーダンス（concordance）**と
いう概念が普及してきたことも影響している。コンコーダンスとは、治療
に関して患者の思いを尊重したうえで医療者の方針と合意を形成してい
く、という考え方であり、ここにはコンプライアンスという言葉に付着し
ていた権威勾配性を排除するニュアンスが込められていると同時に、患者
の能動性にも強い関心が向けられている[6]。

　服薬アドヒアランスと、治療に対する患者の関心を直接的に検討した研
究報告は限定的だが、これまでの臨床報告からいくつかの示唆が得られ
る。たとえば、服薬アドヒアランスの度合いを評価したメタ分析（解析対
象：20研究、376,162人）[7]によれば、心血管疾患治療薬の服薬アドヒア

ランスは 57%［95%信頼区間 50〜64］と報告されており、それほど高い
とはいえない印象だ。しかし、一次予防に対する治療の服薬アドヒアラン
スが 50%［95%信頼区間 45〜56］だったのに対して、二次予防に対する
治療の服薬アドヒアランスは 66%［95%信頼区間 56〜75］となっており、
過去に経験した生命にかかわるような重篤な疾病が、服薬アドヒアランス
を向上させる要因となっていることが示唆される。

　また、7つの疾患に対する薬物療法と、その服薬アドヒアランスを比較
した研究[8]によれば、服薬アドヒアランス 80%以上を達成した患者の割
合は、高血圧患者で 72.3%、2型糖尿病患者で 65.4%だったのに対して、
痛風患者で 36.8%、骨粗鬆症患者で 51.2%という結果であった。血圧や
血糖値などは、患者にとってもなじみのある治療指標であろう。身近な治
療指標で身体の状態を評価できる治療は、そうでない治療に比べて、患者
が治療効果を実感しやすい。高血圧や糖尿病治療では、薬物療法に対する
患者の関心も高いがゆえに、服薬アドヒアランスも高い傾向にあるといえ
るかもしれない。これらの研究結果が示唆しているのは、服薬アドヒアラ
ンスが、患者の薬物治療に対する関心の度合いを示す代理の指標となる可
能性だ。

【残薬発生高リスク患者の心理傾向】

　服薬アドヒアランスと、患者の心理傾向を把握するにあたり、neces-
sity-concerns framework（治療の必要性と治療に対する懸念に関する
枠組み）という概念が参考になる。これは治療に対する信念についての患
者アンケート（belief about medicine questionnaire）を行い、その信念を、
治療の必要性（necessity）と治療に対する懸念（concern）という2
つの軸で4分割表に示すものである。

necessity-concerns framework の 4 分割表では、薬剤服用の必要性を自覚しており、なおかつ薬剤服用に対する懸念がない状態を**受諾的**（accepting）、薬剤服用の必要性を自覚しているにもかかわらず、薬剤に対する懸念がある状態を**相反的**（ambivalent）、薬剤服用の必要性を自覚しておらず、薬剤に対する懸念がある状態を**懐疑的**（skeptical）、薬剤服用の必要性を自覚しておらず、薬剤に対する懸念もない状態を**無関心**（indifferent）と分類する。

これまでに報告されている necessity-concerns framework を用いた主な横断調査[9]～[12]の結果を表1にまとめる。対象疾患によって研究結果にばらつきはあるものの、無関心や懐疑的に該当する人は少なく、受諾的や相反的に該当する人が多い傾向は共通している。

当然ながら、治療への懸念が高い場合、服薬アドヒアランスは低下し（オッズ比 0.504［95％信頼区間 0.450～0.564］）、治療への必要性認識が高いほど服薬アドヒアランスは増加する（オッズ比 1.742［95％信頼区間 1.569～1.934]）[13]。また、無関心や懐疑的に該当する人では、そもそも

表1 necessity-concerns framework による薬物治療に対する信念

		薬剤服用の必要性を	
		自覚していない	自覚している
薬剤用に対する	懸念あり	懐疑的 ① 1.9%　② 2.3% ③ 4.3%　④ 5.3%	相反的 ① 49.7%　② 29.9% ③ 44.8%　④ 31.3%
	懸念なし	無関心 ① 11.4%　② 15.2% ③ 6.2%　④ 9.8%	受諾的 ① 37.0%　② 52.6% ③ 44.7%　④ 53.5%

①：高齢者における慢性疾患治療薬に対する信念[10]
②：18～55歳の喘息患者における喘息治療薬に対する信念[11]
③：脳卒中/糖尿病/慢性関節リウマチ患者の治療薬に対する信念[12]
④：てんかん患者の抗てんかん薬に対する信念[13]

医療機関を継続的に受診していない可能性が高い。

　したがって、服薬アドヒアランスが低いと考えられる集団は、多くの場合で相反的というカテゴリーに属する集団、すなわち**薬の必要性は理解しているものの、その服用に対して懸念をもつ人たち**かもしれない。服薬したくても服薬できない、あるいは服薬しないというのが、意図的であるにしろ非意図的であるにしろ、解決困難な心理的・環境的要因によってもたらされていることも少なくないということだ。こうした人に対して、服薬アドヒアランスを改善するための医学的介入を行っても、医療者の信念と、患者の信念は少なからず対立することになり、あまりよい帰結をもたらさないように思える。

　実際、服薬アドヒアランスの改善を目的とした介入を行っても、臨床的なアウトカムの改善効果はほとんど期待できないか、あってもごくわずかであることが複数の研究によって示されている[14)15)]。介入によって、服薬をめぐる問題が一時的に解消されたとしても、中長期的な患者の予後や、患者自身の生活の質が改善しているかどうかについては不明な部分も多い。

　薬を積極的に服用することで、病気に対する健康上の不安を解消できる人もいるだろう。しかし、できれば薬を飲みたくない人も少なからず存在する。こうした人では、健康的に生きるため（あるいは生かされるため）には薬を飲むよりほかないというような仕方で、**非能動的に薬を「飲まされている」**かもしれない。少なくとも、服薬という行為を「能動」/「受動」という言語世界観で語ることは極めて難しい。

　確かに患者が薬を飲んだり、医療を受けたりする行為は、方向性という

視点でみると能動的だといえる。そして、そこには明確な患者の「意志」が存在するように思えてしまうし、医療を受けさせられているとか、薬を飲まされている、といった受動的な要素は少ないように感じる。コンプライアンスからアドヒアランスへの言葉の変容は、臨床における患者の受療行為について、受動性を排除し能動性を際立たせた側面もあろう。だがしかし、結局のところ「受動」／「能動」で切り分けた世界では、言語化されなかった患者の想いが表出されることはなく、それはまた、生活から豊かさを消し去っている小さくない要因に思えるのだ。今、医療の現場に必要なのは、臨床を巡る中動態を表現する言葉たちなのかもしれない。

文　献

1) 学校給食法（昭和二十九年法律第百六十号）（https://elaws.e-gov.go.jp/document? lawid = 329AC0000000160）

2) Miyawaki A, Lee JS, et al. Impact of the school lunch program on overweight and obesity among junior high school students：A nationwide study in Japan. J Public Health（Oxf）2019；41：362-70.

3) 安部景奈，赤松利恵．小学校における給食の食べ残しに関連する要因の検討．栄養学雑誌 2011；69：75-81.

4) 國分功一郎．中動態の世界—意志と責任の考古学（シリーズ ケアをひらく）．東京：医学書院；2017.

5) 國分功一郎．はじめてのスピノザ　自由へのエチカ（講談社現代新書）．東京：講談社；2020.

6) Aronson JK. Compliance, concordance, adherence. Br J Clin Pharmacol 2007；63：383-4.

7) Naderi SH, Bestwick JP, et al. Adherence to drugs that prevent cardiovascular disease：Meta-analysis on 376, 162 patients. Am J Med 2012；125：882-7.

8) Briesacher BA, Andrade SE, et al. Comparison of drug adherence rates among patients with seven different medical conditions. Pharmacotherapy 2008；28：437-43.

9) Park HY, Seo SA, et al. Medication adherence and beliefs about medication in elderly patients living alone with chronic diseases. Patient Prefer Adherence 2018；12：175-81.

10) Chapman S, Dale P, et al. Modelling the effect of beliefs about asthma medication and

treatment intrusiveness on adherence and preference for once-daily vs. twice-daily medication. NPJ Prim Care Respir Med 2017；27：61.

11) Wei L, Champman S, et al. Beliefs about medicines and non-adherence in patients with stroke, diabetes mellitus and rheumatoid arthritis：a cross-sectional study in China. BMJ Open 2017；7：e017293.

12) Chapman SC, Horne R, et al. Patients' perspectives on antiepileptic medication：Relationships between beliefs about medicines and adherence among patients with epilepsy in UK primary care. Epilepsy Behav 2014；31：312-20.

13) Horne R, Chapman SC, et al. Understanding patients' adherence-related beliefs about medicines prescribed for long-term conditions：A meta-analytic review of the Necessity-Concerns Framework. PLoS One 2013；8：e80633.

14) Nieuwlaat R, Wilczynski N, et al. Interventions for enhancing medication adherence. Cochrane Database Syst Rev 2014；(11)：CD000011.

15) Kripalani S, Yao X, et al. Interventions to enhance medication adherence in chronic medical conditions：A systematic review. Arch Intern Med 2007；167：540-50.

8章

生活の中の依存と医療

8.1節　ケアとセラピー

　2020年の2月中旬に、ある認定薬剤師制度の研修会プログラムの打ち合わせで、親しくさせていただいている薬剤師の先生にお会いする機会があった。今になって思えば、当時は新型コロナウイルスの感染が拡大する前であり、打ち合わせといえばリモートではなく、会議室で行われることが一般的だった。モニター越しのビデオ通話は、なんとなくではあるけれど、会話の余白のようなものが少ないように思う。いわゆる在宅ワークは効率的かつ合理的だし、極めて無駄が少ない。しかし、自分がなんとなく抱いていた違和感の片鱗が少しだけ言葉になる瞬間は、非効率的で非合理的な、何気ない会話の1コマの中にあったりする。

　　「80歳くらいの患者さんに、神経痛でメコバラミン錠がずっと出ているんです。本人はまあ、効いているかな……、みたいにおっしゃっていて」
　　「よくありますよねぇ、そんな話」
　　「で、メコバラミン錠、意味ないからやめましょう、とはならないですよね」
　　「ならない、ならない（笑）」

　むろん、メコバラミン錠（ビタミン B_{12} 製剤）の漫然投与が医学的、あるいは医療経済的によいことなのかは別の議論が必要であろう。ただ、この会話の中で僕が垣間見たのは「ケア（care）」と「セラピー（therapy)」の対比、あるいは生活世界における薬物療法の役割のようなものである。

【ケアとキュア、そしてケアとセラピーの対比】

　僕たち薬剤師にとっては、「ケア（care）」と「セラピー（therapy)」の対比よりも、「ケア（care）」と「キュア（cure）」の対比のほうが、なじみ深いかもしれない。一般的に、キュアは生物医学的な疾患状態に対して医学的な介入、すなわち治療を行うことによって症状の緩和ないしは改善を目指すことだ。他方でケアとは、気にかける、あるいは配慮などを意味する言葉である。医療や介護の文脈でケアといった場合、病状に悩む患者に対して、全人的なアプローチをする行為といえばよいだろうか。全人的とは、聞き慣れない言葉かもしれないが、人を身体や精神などの一側面のみから見るのではなく、人格や社会的立場なども含めた総合的な観点から取り扱うさまを意味している。また、キュアは主に医師によってなされ、ケアは主に看護師によってなされると整理すれば、医療者の役割も含めて、医療全体のありようを広く俯瞰できるかもしれない。

　しかし、たとえば「緩和ケア」というように、「ケア」を「キュア」という対比の中で医療を考えてしまうと、「もはや治癒が望めない」というような諦めの感情や、「積極的治療の差し控え」というネガティブな価値が付与されてしまう側面もある。全人的なアプローチといえば聞こえはよいかもしれない。しかし、そもそも全人的なアプローチなんてスケールが大きすぎて、具体的なイメージを抱くことは難しい。

むろん、緩和ケアがネガティブな医療行為だと主張したいわけではない。ただ、キュアとの対比でケアを考えてしまうと、そのような傾向を感じさせる一側面があるということだ。

ケアとキュアを明確に区分することが困難なケースも多いかもしれない。だから、本来はそのような区別をすべきではないという指摘もできるだろう。ただ、医療全体を「ケア」を「セラピー」との対比で眺めてみると、景色が大きく異なってくることに気がつく。

【セラピーとは何か】

「セラピー」とはいわゆる治療のことである。日本語で「治療をする」といった場合、そこには治癒（キュア）という概念が必然性をまとって付随してくる。つまり、治療をするのは症状の緩和もしくは改善が大きく期待される場合に限って行われるのであって、治療と治癒、それぞれの言葉に含まれる意味の重なりが極めて大きい。しかし、英語の「therapy（セラピー）」にはそのような必然性が希薄なように思える。**症状の緩和、もしくは改善を助けるプロセスそのもの**という意味でセラピーを捉えれば、セラピーはキュアとは明確に意味の異なる言葉であり、どちらかといえばケアに近い概念なのかもしれない。

臨床心理学者の東畑開人さんは、『**居るのはつらいよ—ケアとセラピーについての覚書**』[1] の中で、ケアとセラピーの差異について的確な指摘をしている。

　　ケアが依存を原理としているとするのなら、　＜中略＞　セラピーは自立を原理としています

〔東畑開人. 居るのはつらいよ──ケアとセラピーについての覚書（シリーズ ケアをひらく）.
東京：医学書院；2019. pp.275-6〕[1]

　ケアは他者のすべてを受け入れることに近い行為である。別言すれば、患者の依存先を作ることにほかならない。他方でセラピーは依存先の変容を迫ることであり、自立を促すプロセスともいえる。しかし、自立は自分の問題を自分自身で引き受けなければならない。当然、そこには痛みがともなうこともある。セラピーという言葉には、たとえばアニマルセラピーやアロマセラピーのように癒しの提供や苦痛の緩和というイメージがあるかもしれない。しかし、ケアとの対比で見つめたセラピーの概念は、癒しや苦痛の緩和とは対極にあるものといえる。

　むろんケアとキュアのように、人と人とのかかわりにおいて、ケアとセラピーを明確に区分できるようなものではなかったりする。ケアからセラピーへの移行、あるいは逆もしかり、というわけだ。

　　ケアとセラピーは人間関係の二つの成分です。傷つけないか、傷つきと向き合うか。依存か自立か。ニーズを満たすか、ニーズを変更するか。人とつきあうって、そういう葛藤を生きて、その都度その都度、判断することだと思うわけです

〔東畑開人. 居るのはつらいよ──ケアとセラピーについての覚書（シリーズ ケアをひらく）.
東京：医学書院；2019. p.278〕[1]

【依存先を作るということ】

　「依存」という言葉にどんなイメージをもつだろうか。アルコール依存、薬物依存、ベンゾジアゼピン依存……。依存という言葉はどちらかというとネガティブな言葉たちと相性がよいように思う。他方で、自立という言

葉にはポジティブなイメージがある。社会で自立するなどといえば、人として立派に成長したような印象さえ受けるだろう。しかし、依存をすることは悪いことなのだろうか。よくよく考えてみれば、僕たちの身の回りには、さまざまな依存であふれていることに気がつく。

　ギャンブル依存、ニコチン依存、アルコール依存、そして違法薬物依存まで、「依存する先が社会的に許容されるか否か」という線引きはあれど、その構造上に大きな差異はない。スマートフォン依存やインターネット依存*1だって依存には違いない。人は生きている限り、多かれ少なかれ何かに依存している。依存することで**孤独や不安、寂しさを和らげ、安心や希望を手にすることができる。**

---

*1　インターネット依存（internet addiction disorder）という言葉は、1995 年に米国の精神医学者イヴァン・ゴールドバーグ Ivan Goldberg によるインターネット上の発言が最初だといわれている。1996 年には同じくアメリカの心理学者キンバリー・ヤング Kimberly Sue Young O'Mara が「インターネット中毒の 8 項目基準」を提唱した。
　ヤングのインターネット依存チェック項目（8 項目中 5 項目以上該当すれば「依存傾向」）2)
　（1）ネットを利用していない時も、ネットのことを考えている
　（2）より多くの時間、ネットをしないと満足できない
　（3）ネットの利用時間をコントロールしようとしても、うまくいかない
　（4）ネット利用を控えようとすると、落ち着かなくなったり、いらいらしたりする
　（5）もともと予定していたよりも長時間ネットを利用してしまう
　（6）ネットのせいで、家族・友人との関係が損なわれたり、仕事や勉強などがおろそかになりそうになっている
　（7）ネットを利用している時間や熱中している度合いについて、家族や友人に嘘をついたことがある
　（8）現実から逃避したり、落ち込んだ気分を盛り上げたりするためにネットを利用している
　項目（8）に注目してほしい。現実の苦しさを紛らわす、落ち込んだ気分を盛り上げる、そうしたときに僕たちはどんなこと考え、どんな行動をするだろうか。カラオケや旅行に行ってストレスを発散し、気分転換する人もいれば、お酒を飲んで酔っ払う人もいることだろう。あるいは喫煙によって息抜きする人もいるかもしれない。また、違法な薬物に手を染めてしまうことだってありうる。依存は行為をする本人の意思の問題だけでなく、生活そのものが何かに依存せざるをえない状況や環境に置かれているという状況的な問題もはらんでいるのだ。

　たとえば、大切な恋人と別れてしまったときに、お酒を飲まずにはいられなかった経験はないだろうか。恋人という心の依存先を喪失した空虚感や孤独感をアルコールによる酩酊感でそっと埋めていく。そうすることで、恋人という依存先を失った心を何とか保つことができる。そう、依存先はモノだけでなく、ヒトに対しても生じる。むしろ、**モノではなくヒトに依存することこそが生活の豊かさを基礎づけている**。子どもが親を必要とするように、大人もまた別の誰かを必要とするのだ。精神科医の松本俊彦さんは、『**薬物依存症**』[3] という書籍の中で、**依存とは安心して人に依存できない病**であると語る。

> 依存症とは、本質的に「人に依存できない」人がなる病気　＜中略＞
> 単に「人に依存できない」病なのではなく、安心して「人に依存できない」病である
> 〔松本俊彦. 薬物依存症(シリーズ ケアを考える)(ちくま新書). 東京：筑摩書房；2018. p.323〕[3]

　孤独が痛みを増加させ、その痛みを緩和させるために、「ヒト」ではなく「モノ」に依存してしまう。それがタバコであれアルコールであれ、(違法) 薬物であれ……。

　「依存」という言葉だけを取り出すと、ポジティブな価値を感じることは少ないかもしれない。依存することと自立することを比較すれば、やはり自立していることのほうが人として大切な価値であると感じるだろう。しかし、**自立するとは依存先を減らすのではなく、むしろ増やすことなの**だ。

　それまで依存していたモノやヒトに対する視線の矛先を変更することで、生きづらさからの脱却のために、多数の依存先を作りながら、「生き

にくい」を少しでも「生きやすい」に変えていく。ケアとセラピーを行き
つ戻りつする繰り返しの中でこそ、医療者の目線は患者自身の生活世界に
なじんでいくのではないだろうか。

【セラピーをするのか、あるいはケアをするのか？】

　本章冒頭の会話に登場する 80 歳高齢者の話に戻ろう。メコバラミン錠
が腰痛になんとなく効いているような気がするというのも、突き詰めれば
プラセボ的な効果なのだろう。メコバラミン錠の中身はビタミン B_{12} であ
り、理屈のうえではともかく、臨床的な効果として神経痛を緩和している
かどうかは怪しい。セラピーという観点からすれば、「効果があるかどう
かもよくわからないそんな薬は止めたほうがよい」「薬は少ないほうがよ
いです。最近、ポリファーマシー*2 なんていうじゃないですか……」とい
う具合に、きれいさっぱり薬（メコバラミンに対する依存）から卒業させ
ることが合理的な判断なのだろう。

　しかし、生活になじむ医療という枠組みで薬物治療を見据えたとき、セ
ラピーだけでなくケアという視点で考えていかねばならない状況もあるの
ではないだろうか。それは健康状態の改善を目指すというよりはむしろ、
患者自身の生活の豊かさ、あるいは自立にかかわるものである。薬理学
的、病態生理学的にいえば、メコバラミン錠の効果はたかが知れている。
しかし、「まあ、効いている気がする」という患者の「メコバラミン錠に
対する依存」を全面的に受け入れたいときもある。

　むろん、ケアを重視するのか、セラピーを重視するのかは、患者の背景

---

*2　ポリファーマシーについては 9 章で詳述する。

や年齢にもよるだろう。中高年者の疼痛で、その原因がはっきりしているのなら、漫然とメコバラミンを投与し続けることは不適切性が高いと判断するかもしれない。しかし、80歳を超える（つまり余命が限られている）患者で、非特異的な慢性疼痛であれば、「なんとなく効いている気がして、飲んでいると少なからず楽になる」というメコバラミン錠の存在を端的に否定してよいものだろうかと思い悩む。メコバラミン錠に依存することで、人の生活が豊かになるのなら、その依存先を奪う権利を誰が有しているのだろう。

　医学的に必要のない薬なら自費診療で行えばよい、という指摘はもっともなものだ。ただ、医学的介入の効果は、広義のプラセボ効果まで含めたものであったことを思い出してほしい[*3]。むろん、どんな治療も際限なく保険診療で賄うことは許容できまい。したがって、得られるベネフィットとコストのバランスは個別に考慮されるべき事由であろう。しかし、それでもなお「薬を服用する」という依存先を作ることは、高齢者における薬物療法のありようの1つではないかと感じている。

8.2節　ダメ。ゼッタイ。では救われない

　「ダメ。ゼッタイ。」という標語を一度は見かけたこともあろう。公益財団法人麻薬・覚せい剤乱用防止センターが、薬物乱用の防止や向精神薬等の適正使用を推進するキャンペーン運動に用いている標語だ。じつはマスコットキャラクターまで存在し、その名も「ダメ。ゼッタイ。君」という。

[*3]　中動態や依存を巡る考察を踏まえたうえで、2章を改めて読んでみてほしい。

　改めて考えるまでもなく、この世の中に「ゼッタイ」といい切れる物事はそれほど多くない。それにもかかわらず、薬物乱用や薬の不適正使用は「ゼッタイにダメ」だといい切れる物事の1つであり続けている。確かに、この標語は限りなく正しいメッセージなのだろう。ただ、このメッセージの正しさについて、僕は「給食を残さず食べなければならない理由」と同じような正しさを感じてしまう。中動態の世界を垣間みて、責任や意志という概念や、依存について考察を加えてきた読者ならうすうす気づいているはずだ。「ダメ。ゼッタイ。」だけでは何も救われないのだということに。

【依存と意志の問題】

　端的にいえば、「ダメ。ゼッタイ。」は思考の単純化、ないしは思考の停止を迫るものだ。哲学者の國分功一郎さんは『原子力時代における哲学』[4] の中で、脱原発という文脈で「ほとんど」と「ゼッタイ」に関する興味深い考察をしている。

> 核廃棄物が出るしコスト高であるから原発は廃止すべきだ、という議論でほとんどいいと思っています。
> ですが、ほとんどいいとは思いますけれど、それで本当に十分かというと何か違う気がするわけです。どこかに、何かを考えないようにしている問題があるんじゃないか。　＜中略＞　どうしてもそういう疑問が残ってしまう

〔國分功一郎. 原子力時代における哲学 (犀の教室 Liberal Arts Lab). 東京：晶文社；2019. p.165〕[4]

> 気になるのは、誰でもすぐに口にできるような基準を持ってくることそのものの問題点です。そのような基準には、「これさえ知っておけば脱原発を主張できるんだ」というドクトリンのよ

うなものになってしまう危険性がないでしょうか。つまり、自
分自身で考えないための支えになってしまう危険性がないで
しょうか

〔國分功一郎. 原子力時代における哲学（犀の教室 Liberal Arts Lab）. 東京：晶文社；2019. p.267〕[4]

　たとえば、健康のために喫煙は「ダメ。ゼッタイ。」なのかもしれない。
しかし、それですんなり禁煙できる人がどれほどいるだろう。喫煙者が禁
煙に成功するまでに、じつに 30 回にわたり試行を繰り返すという報告さ
えある[5]。健康にとって、喫煙が「ゼッタイにダメ」であることは、多く
の喫煙者が理解している。ダメであることを知ったうえで、喫煙をしてい
るのだ。

　20〜30 歳代の喫煙女性におけるニコチン依存と、禁煙の意思との関連
を検討した研究[6] では、自身の喫煙がもたらす子どもへの受動喫煙や健
康影響への不安がある一方で、離脱症状の回避、依存による禁煙困難、周
囲のサポートの欠如などの実態が明らかにされている。健康に対する関心
が低い人や依存の強い喫煙者では、むしろ禁煙することに対して否定的な
価値観を抱いているケースも多い。

　他方で、8.1 節でも指摘したように、僕たちは「依存」という言葉に対
して反社会的なイメージを抱きがちだ。禁煙こそが正しいという価値観
は、ニコチン依存が社会から決してよいイメージを与えられていないこと
の傍証である。それゆえ、一般的に依存の原因は意志の弱さに帰属させら
れることが多い。「禁煙できないのはお前の意志が弱いからだ」というよ
うに。

　日常の苦しみに耐えきれず、アルコール依存になってしまう、あるいは

違法薬物に手を染める、そういう人間は意志の弱い人間であり「依存症」という病名を付与され、違法薬物使用であれば犯罪者となって、社会からはじき出されてしまう。他方で、芯の強い人間は、どんなにつらい経験にも耐え、薬物やタバコ、アルコールなどに頼らず、しっかり前を向いて生きていける。そんな人間のサクセスストーリーは、ときに賞賛の対象にすらなる。

【ニコチン依存と禁煙】

　心の底からタバコを吸いたいと思って喫煙を始める人はむしろ少ないように思う。むろん、喫煙に対する興味や関心はあったのかもしれないが、それ以上に当事者を取り巻く環境から、依存先が消えていってしまうという不安があるからこそ、（他の依存先としての）喫煙を始めたのではないだろうか。タバコを吸わなければ友人たちから仲間外れにされる、精神的につらい日々の中、タバコを吸ったらほっとした、自分のアイデンティティをなんとか保ちたい……。そうした強い意志のもとに喫煙習慣が形成されていく側面がある。**人として芯の強さが欠如しているのではない、依存する先が喫煙や飲酒、薬物しかないのである。**

　このことはまた、社会的な「孤立」こそが依存を生み出している背景であることを浮き彫りにさせる。依存は人の「意志の強さ」や「芯の強さ」とは別問題なのだ。それは**意志の問題というよりも状況の問題に近い。**だからこそ、禁煙は周囲のサポート、つまり喫煙に代わる依存先がなければ、なかなかうまくいかない。ソーシャルメディアであるTwitterでの自動配信メッセージや励まし合いが、禁煙成功率を2.6倍に高めるという研究[7]の結果は、そのような観点で読み解くと示唆に富む。

　この研究は、160人（平均35.7歳）の喫煙者を対象に、ニコチンパッチ製剤による禁煙補助療法に加え、Twitterにおけるディスカッショントピックや、エンゲージメントフィードバックを行うソーシャルネットワーク禁煙介入群と、ニコチンパッチ製剤による禁煙補助療法群を比較したランダム化比較試験である[7]。

　60日にわたる追跡の結果、禁煙達成割合は、禁煙補助療法群で14例/70例（20.0％）、ソーシャルネットワーク禁煙介入群では26例/65例（40.0％）と、ソーシャルネットワーク禁煙介入群のほうが2倍（オッズ比2.67［95％信頼区間1.19〜5.99］）以上多いという結果であった。

　ちなみに、ニコチンパッチ製剤の禁煙補助効果はプラセボや治療なしと比較して約1.5倍ほどである[8]。研究対象となった集団が異なるので単純な比較はできないかもしれないが、禁煙達成割合が2倍以上多いという先の研究結果は[7]、ソーシャルネットワーク禁煙介入の効果がいかに大きなものだったかを示唆する。

　ソーシャルネットワークによる介入は、依存する先をタバコから、他者とのつながりに広げることで、禁煙維持割合を高めたのかもしれない。つまり、禁煙できない人は必ずしも意志が弱いわけではなく、生活の豊かさを維持するために必要な依存先が、喫煙しかなかったということを示唆している。このような人にとって、喫煙は健康にも勝る価値がある。人は健康のために生きているわけではないからだ。

　禁煙することによって幸せになる人もいれば、禁煙しないことによって幸せを維持できる人もいる。依存先が「ヒト」か「モノ」か、そういう環境の違いが喫煙/禁煙に対する関心の相違を生み出している。禁煙に無関心な喫煙者は、禁煙したときの離脱症状や、今後の生活における依存先の

なさに対する不安を回避しようとする。健康に悪かろうが、喫煙によって
得られる安心感や多幸感が得られないことのほうが強い損失と感じること
だろう。したがって、健康寿命の喪失に対する関心は低い。他方で社会は
常に健康寿命に対する損失に鋭敏だ。だからこそ、社会は禁煙こそが正し
い価値観だと迫る。

　ただ、禁煙に成功したからといって、その後の人生が健康的であるかど
うかはわからない。体重が増加して糖尿病を発症してしまうかもしれな
い[9]。タバコを吸えないイライラから、人間関係を悪化させ、より社会的
に孤立してしまうかもしれない。他の依存先を求めて、違法薬物に手を出
してしまうかもしれない。喫煙により保たれていた精神状態のバランスを
崩し、精神を病んでしまう可能性もあろう[*4]。禁煙介入による喫煙者の生
命予後と非喫煙者の生命予後を混同してはいけないのだ[*5]。

　禁煙指導によって、患者が健康的な生活を送ることができるというのは
ある種の幻想だと考えたほうがよいかもしれない。禁煙補助療法を実施し
た少なくない患者で、喫煙は再開されるし[10)11]、人の行動や依存的心理
を他者が容易にコントロールできるはずもない。喫煙の本数を減らし
て[12]、タバコの力を借りながら、自分で生活を工夫しつつ、何かよい方向
に向かっていくことができれば十分ではないだろうか。

　「ダメ。ゼッタイ。」という思考のフレームワークは、人の生活から豊か
さを奪う側面が極めて強い。しかし、現代医療においては適切な治療と不

[*4]　もちろん禁煙により精神的な健康状態が改善するという報告もある[13]。
[*5]　曝露（この場合喫煙）のない人と、曝露があってその曝露に対する医学的な介入を受ける
　　人とでは、背景となる因子がかなり異なる。一般的に喫煙者ほど、健康に対する関心が低
　　く、生存に対して不利な生活環境である場合が多い。それゆえ、喫煙していない人と、喫
　　煙者で禁煙介入を受けた人の生命予後を比較することは困難である。

適切な治療を明確に線引きし、後者に対して「ダメ。ゼッタイ。」とはいわないまでも厳しい眼差しが向けられるようになってきている。メコバラミン錠の漫然投与は不適切処方であるというように。

文　献

1) 東畑開人. 居るのはつらいよ——ケアとセラピーについての覚書（シリーズ ケアをひらく）. 東京：医学書院；2019.
2) 橋元良明. ネット依存の現状と課題—SNS 依存を中心として. ストレス科学研究 2018；33：10-4（DOI：10. 5058/stresskagakukenkyu.2018005）
3) 松本俊彦. 薬物依存症（シリーズ ケアを考える）. 東京：筑摩書房；2018. p.323.
4) 國分功一郎. 原子力時代における哲学（犀の教室 Liberal Arts Lab）. 東京：晶文社；2019.
5) Chaiton M, Diemert L, et al. Estimating the number of quit attempts it takes to quit smoking successfully in a longitudinal cohort of smokers. BMJ Open 2016；6：e011045.
6) 松本泉美. 20～30 歳代女性喫煙者の喫煙の意味と禁煙の意思の構造. 日本看護研究学会雑誌 2011；34：61-72.
7) Pechmann C, Delucchi K, et al. Randomised controlled trial evaluation of Tweet2Quit：A social network quit-smoking intervention. Tob Control 2017；26：188-94.
8) Hartmann-Boyce J, Chepkin SC, et al. Nicotine replacement therapy versus control for smoking cessation. Cochrane Database Syst Rev 2018；5：CD000146.
9) Hu Y, Zong G, et al. Smoking cessation, weight change, type 2 diabetes, and mortality. N Engl J Med 2018；379：623-32.
10) Jorenby DE, Hays JT, et al. Efficacy of varenicline, an alpha4beta2 nicotinic acetylcholine receptor partial agonist, vs placebo or sustained-release bupropion for smoking cessation：A randomized controlled trial. JAMA 2006；296：56-63.
11) Gonzales D, Rennard SI, et al. Varenicline, an alpha4beta2 nicotinic acetylcholine receptor partial agonist, vs sustained-release bupropion and placebo for smoking cessation：A randomized controlled trial. JAMA 2006；296：47-55.
12) Hackshaw A, Morris JK, et al. Low cigarette consumption and risk of coronary heart disease and stroke：Meta-analysis of 141 cohort studies in 55 study reports. BMJ 2018；360：j5855.
13) Taylor G, McNeill A, et al. Change in mental health after smoking cessation：systematic review and meta-analysis. BMJ 2014；348：g1151.

9 章

ポリファーマシーを問題にすることの問題

　20 世紀以降、人の余命はかつてないほど延伸しており、1980 年において理想とされた平均余命 85 歳[1] を、すでに達成している国や地域も少なくない。日本人の平均余命は世界的に見ても長く、男性で 81 歳、女性で 87 歳である[2]。また、日本では 2010 年からの 5 年間で、平均余命だけでなく健康寿命も延伸した[3]。日本における 65 歳以上の人口は 2018 年時点で 28.1%[4] であり、年齢別人口構成割合で見れば超高齢社会に分類されるだろう。

　よく知られているように、加齢にともない慢性疾患の罹病数は増加する[5]。また、3 章でも論じたように、いくつかの薬は心筋梗塞や脳卒中など、生命予後にとって深刻なイベントリスクを低下させることが知られており、これらの薬の処方を積極的に考慮すべき理論的根拠となっている[6]~[11]。さらに、対症療法に用いられる薬剤が、痛みや不安などのさまざまな身体症状を緩和することは経験的にも明らかである。その結果、多くの高齢者において、多剤併用は日常的なものとなっている[12][13]。一般的に、80 歳以降の多剤併用は、有害事象のリスクが高いという指摘があるにもかかわらず、日本では 90 歳以上になるまで薬剤の数が増加している[14]。特に複数の医療機関を受診している高齢者では、多剤併用者が多い[15]。

　現代社会にとって、「健康」にはゆるぎない価値があると信じられている。このことについては4部で議論を展開していくつもりではあるが、少なくとも不健康を排除して健康を目指すという考え方は、僕らの生活の根幹を支配している強い通念であろう。健康のリスクに対して極めて神経質なこの社会で、たとえごくわずかなリスクだったとしても過剰な関心が向けられることは稀ではない。しかし、そのリスクに対する関心はいつだって恣意的なものだということを、僕たちは深く心に刻んでおく必要がある。

【呪いの言葉とポリファーマシー】

　医療者の心理として、どんな小さな健康リスクでも、ひとたび関心が向けられてしまうと、それが許容できなくなってしまう傾向性は否定しがたい。医療者は意識的であろうが、無意識的であろうが、**「限りなくリスクゼロを目指すことを前提とした義務」**という観念に思考を支配されがちだ。「『リスクゼロ』とは、やや極端ではないか？」という指摘もわからぬでもない。だがしかし、80歳を超えるような高齢者にもなおスタチン系薬剤のような心血管リスク低下薬が処方され続けられていることは、（医療者のすべてがそうであるとはいわないまでも）リスクゼロを目指す思考が、いまだ健在であることの傍証である。

　一般的に、人の心理は「損する」ことを避ける傾向にある。たとえば、**「コインを投げて表が出たら2万円もらえて、裏が出たら0円」**という状況と、**「確実に1万円もらえる」**という状況とでは、どちらを選ぶのかを考えればわかりやすい。この場合、多くの人は**「確実に1万円もらえる」**ほうを選ぶことだろう。つまり、確実性を重視（確実性効果）して、リスク回避的判断を行っていることになる。

　では、「コインを投げて表が出たら2万円支払い、裏が出たら支払いなし」という状況と、「確実に1万円支払う」という状況とでは、どちらを選ぶだろうか。賛否はあるかもしれないが、傾向としては「コインを投げて表が出たら2万円支払い、裏が出たら支払いなし」を選ぶことのほうが多いのではないだろうか。50％の確率で大きな損失を出してしまう選択をするというリスク愛好的判断は、一見すると損失回避に矛盾しているかのように見えるが、「100％の確率で確実に1万円を支払う」という損失を回避し、「50％の確率で支払いを免除されよう」という心理が働いているとも考えられるだろう。

　このように、僕らの思考には**損失に関しては過大に、利益については過小に評価する**傾向が潜在的に備わっている。現時点の状況からほんの少しの損失でも大きく価値を失うと考え、利得は損失以上に大きくないと、価値を大きく付与しない。このような損失回避というリスクに対する態度と、人々の意思決定の特徴を示したモデルを**プロスペクト理論**と呼ぶ。

　医療者が思考している患者に対する健康管理をプロスペクト理論で考えてみよう。すると、大きな問題が1つ浮上することに気づく。それは**生きることそのものが健康リスクである**ということだ。人間の死亡率は100％であり、いつかは必ず死亡する。あるいは、生きていれば生命を脅かすような病気や事故に遭遇することもあるだろう。つまり、健康リスクの可能性をゼロにすることは不可能なのだ。

　しかしながら、健康に対する医療者の認識において、現時点での認識基準、すなわち参照点が健康リスク「ゼロ」に設定されていたとしたらどうだろう。健康リスクの可能性をゼロにすることはできない現実に、**健康管理に対するフラストレーションが常に渦巻いている状態が発生してしまう**

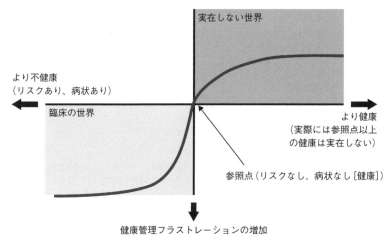

図1　医療者の健康管理におけるプロスペクト理論
［文献 16) より引用］

（図 1)[16)]。「私は患者のリスクと愁訴をゼロにする役割を全面的に負って
いる」という、ある種の呪いの言葉は、こうしたフラストレーションによ
り原理的に解除できない仕方で医療者の観念に深く突き刺さっていく。

【ポリファーマシーといわれる中で起きていること】

　ポリファーマシーという言葉には明確な定義が存在しない[17)]。そんな話
をずいぶん前からしているような気がするけれども、定義がないというこ
とは、社会の関心とは裏腹に、ポリファーマシーがとても曖昧な概念だと
いうことにほかならない。一般的には 5 剤以上の薬剤併用をポリファーマ
シーと呼ぶことが多いものの[18)]、研究によって、さまざまな定義づけがな
されている（表 1)[17)]。

　わが国で「ポリファーマシー」という言葉が用いられるようになったの
は、2010 年代の前半であろう。世界的にもポリファーマシーをめぐる問

表1　ポリファーマシーのさまざまな定義

・240 日以上の長期にわたり 2 剤以上の併用
・同月内に 5 剤以上の併用
・90 日以上にわたり 5 剤以上の併用
・同 90 日内に 5 剤以上の併用
・退院時 5 剤以上の併用
・処方された薬剤数が最も多い年において 1 日 5〜9 剤の併用
・90 日以上にわたり 5〜9 剤の併用
・入院中 5〜9 剤の併用
・入院中 10 剤以上の併用
・臨床的に有効性が示されていない薬剤の使用
・複数薬剤の同時使用と発生している有害反応を緩和するための追加薬剤使用

［文献 17）より著者作成］

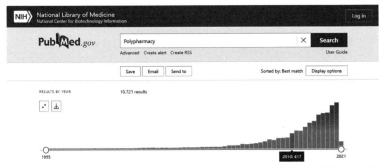

図2　PubMed に収載されている「polypharmacy」で検索される論文の年間報告数推移

題群に対する関心が高まった時期といってもよい。医学論文検索サイトの PubMed を使って「polypharmacy」の語で検索をすると、この 10 年で論文報告数が急増していることがわかる（図 2）。急激な関心の高まりは、薬物治療に対する問題意識が大きく変わってきたことを示唆するものだ。そして、この変化はまた「私は患者のリスクと愁訴をゼロにする役割を全面的に負っている」という呪いの言葉に、小さくない価値の変容を迫るものでもある。

表2　薬物療法を巡る価値認識

	幸福	不幸
ポリファーマシー（多剤併用）	①	③
必要最低限の薬物治療	②	④

［文献 19）より著者作成］

　では、薬物治療に対する問題意識は具体的にどのように変化していったのだろうか。ポリファーマシーも含め、薬物療法をめぐる価値認識について**表2**の4分割表を用いて考えてみよう。

　表2において、ポリファーマシーを問題視する現象、すなわち「多剤併用は悪い、薬を減らすことが大切だ」という価値認識は、「薬が多くて幸せ/薬が少なくて不幸（①/④）」という状況から、「薬が多くて不幸/薬が少なくて幸せ（②/③）」という状況への変化であることがわかる。つまり、ポリファーマシーを問題視するという状況は、「①/④だけを言語化する時代から、②/③も言語化する時代」だといえる。

　しかし、実際は常に①〜④すべての状況が存在していることを忘れてはならない。リスクに対する関心はいつだって恣意的なものだということを思い出そう。**表2**の4分割表において、どのセルに関心を向けるかは、時代の変化とともに変わりゆく。

　たとえば、「ポリファーマシー」以前の高血圧治療において、リスクゼロを求めがちな医療者や患者の心理は「血圧 180 mmHg が 140 mmHg まで低下」という状況と「血圧 180 mmHg のままだと脳卒中のリスクあり」という状況に関心が向けられがちであり、「降圧薬を服用して血圧 140 mmHg に抑えられれば幸福、降圧薬なしで血圧 180 mmHg のままだと不幸」（**表3**①④）という考え方が当たり前に正当化されていたと推測する[11]。それゆえ、高齢者にも数多くの降圧薬が処方されてきたわけだ。

表3　高血圧治療の4分割表

	幸福	不幸
降圧薬あり	①	③
降圧薬なし	②	④

［文献19）より著者作成］

　しかし、「ポリファーマシー」以後では、高齢者における「血圧140 mmHg を 130 mmHg まで低下させる状況はむしろ有害かもしれない」[20)21)]、「血圧180 mmHg のままで元気な人もいる」という状況に関心が向けられ、「降圧薬を服用して血圧130 mmHg に下げるのは不幸、降圧薬なしで血圧180 mmHg のままでも幸福」（表3②③）という考え方にシフトしていく。「降圧薬なしで180 mmHg のままでも幸福」とは極端かもしれないが、少なくとも今日では「薬が多いと不幸になります」という新しい呪いの言葉が生み出されたといってもよいだろう。

　薬が多いことを呪いの言葉などというと違和を感じる人もいるかもしれない。それほど高齢者の薬を減らすことは現代社会にとって大切な価値観になっている。しかし、表2や表3の4分割表において、①と④のセルのみに関心を向けなければならない、あるいは②と③のセルのみに関心を向けなければならないルールや決まりはない。そのときどきで恣意的に関心が向いているだけということなのだ。本来は「降圧薬ありでもなしでも幸福になれる」（表3①②）という枠組みに関心を向けてもよいし、「降圧薬があることで幸福にも不幸になる」（表3①③）という枠組みに関心を向けてもよいはずである。「降圧薬で幸福になろう」だけでなく、「（たとえ高血圧であっても）降圧薬なしで幸福になろう」という価値観だって否定されるものでもないのだ。

【適切、不適切を選り分ける基準】

そもそも、僕たちはいったい何を基準に薬物療法の「適切」と「不適切」を選り分けているのだろうか。潜在的に不適切な仕方で用いられている薬剤使用をスクリーニングするツールが知られている。一般的には「クライテリア」と呼ばれるこのツールの代表的なものとして、Beers クライテリア[22]、STOPP/START クライテリア[23] がある。

Taylor らのシステマティックレビュー[24] では、STOPP/START クライテリアを用いた介入をすることで潜在的不適切処方の有意な減少が報告されている。しかし、実際に薬物有害事象を引き起こしている多くの薬は、これらのクライテリアには記載されていないという指摘[25] もあり、薬物療法の不適切性を見極めることは想像以上に難しい。なぜなら不適切性という概念は「適切」「不適切」という種類の差ではなく、程度の差であるからだ。

6章で考察したように、トンデモ医療と正統医療の線引きが困難であるのなら、正統医療における薬物療法の（潜在的な）適切性を判断することはさらに困難だといわざるをえない。そもそも「適切性」の評価は、文脈依存的であり、評価する人の目的や考え方によって程度の差はあれ、ばらつきが生じる。机の上に置いてあるリンゴは、多くの人にとってもリンゴとして認識されることだろう。しかし、そのリンゴの味の評価についてはどうだろうか。「僕」にとってはおいしいリンゴであっても「君」にとってはおいしくないリンゴかもしれない。

明らかに不適切である薬剤、あるいは医学的に必要な薬剤というものを想像することはできても、多くの薬物治療はその両極のはざまにある。た

とえば、「HbA1c が 6.0％の高齢者に対する DPP-4 阻害薬」は適切な薬物治療だろうか。あるいは「心臓病の既往がない高齢者に対するスタチン系薬剤」はどうだろう。これらの薬物治療は、必ずしも不適切といえないかもしれない。

　他方、「寝たきり高齢者に対するビスホスホネート製剤」はどうだろうか。「高齢者に対するベンゾジアゼピン系薬」というと、何となく不適切な薬物治療のような気もしてくる。しかし、改めて考えてみると、患者の状況や、治療が行われている背景によっても適切性は変化しうる。8章で紹介したメコバラミン錠を飲み続けている高齢者のように、医学的にはあまり適切でないにしても、患者の生活にとっては大切な薬ということも多々ある。

　患者個別の背景を考慮しなければ薬物治療の適切性が判断できないのであれば、適切な薬・不適切な薬という「種類」が、あらかじめ存在しているわけではないということになる。繰り返すが、**適切性/不適切性というのは「種類」の問題ではなく「程度」の問題であり、適切/不適切という区別は薬の側にあるのではなく、われわれの認識の側にある。**

　ポリファーマシーを巡る問題において、僕らが目を向けるべきは、薬剤そのもののリスク/ベネフィットのみならず多面的な視点であることに間違いない。医学的な適切性評価は大事である。しかし、患者や患者家族の治療への期待、あるいは価値観によっても、薬の効果に対する評価は変化する。薬を飲むことで失いつつある健康を取り戻せるのではないか、という期待があれば、医学的な効果はどうあれ、「死ぬまで（薬を）飲みたい」と思う患者もいるだろう。とはいえ、実際には薬を飲んでいたのに、合併症や死亡など重篤なイベントが起こることもある。反対に薬を飲んでいな

くてもイベントが起こらないことも多い。これは、いわゆる医療の不確実性の問題ではあるが、どのイベントを優先して予防したいか、どのイベントのリスクに関心を向けるかで、薬物治療の方向性は変わるだろう。

「生きるか死ぬか」よりも、「不安なく過ごせるかどうか」が優先されることも多いはずだ。患者・家族が、どのような思いで病気に向き合い、どんな風に日々を過ごしたいかで、薬の必要性や、いつまで飲むかは一律に規定できない。

不適切な処方とは、誰にとって不適切なのかを、丁寧に考察する必要がある。「Choosing Wisely（医療の賢明な選択）」*1 に代表されるような、過剰医療の是正キャンペーンにおいても、一体誰にとって過剰な医療なのかを十分に考える必要があるだろう。こうした過剰医療やポリファーマシーに対する批判は、ともすると「希望を捨てずに治療しよう」と、「もう先は短いので治療は不要」の間の境界線を医療者側の価値観で線引きしてしまうおそれをはらんでいる。どんな生にも価値があるのであって、どんな生には価値があるのかを医療者の基準で判断してはならないのだ。

【ポリファーマシー、見据えるその先は？】

ポリファーマシーも薬だけに注目すれば、減薬介入をすることによって処方薬剤数を減らせることは先ほど述べた通りだ。その一方で、**患者の生活に配慮した介入では薬剤数は減らない**という研究も報告されている[26)27)]。

---

*1　Choosing Wisely とは、医療者と患者が、対話を通じて、科学的な裏づけがあり、患者にとって真に必要でかつ副作用の少ない医療（検査、治療、処置）の「賢明な選択」を目指す国際的なキャンペーン活動のこと。

　たとえば、患者中心のコミュニケーションによる介入の効果を検討した
クラスターランダム化比較試験[26]では、通常ケアによる対照群と比較し
て介入後の薬剤数に統計的有意な差を認めなかった。

　この研究では、慢性疾患を有する 65〜84 歳の 604 人が対象となった。
12 カ月間の介入の中で、医師は患者と 30 分間の面談を 3 回行っている。
初回の面談では治療目標と患者の思い（生活の中の優先度）の把握を目的
とした対話を実施し、2 回目の面談では処方されている薬剤レビューを実
施した。3 回目の面談では、治療目標と患者の思いの達成に関する対話を
実施し、健康関連 QOL（quality of life, 生活の質）[*2]や薬剤数が通常ケア実
施群と比較された。その結果、治療群間で薬剤数の変化に差を認めなかっ
た（0.43［95％信頼区間 −0.07〜0.93］）。さらには、健康関連 QOL にも
差を認めないという結果であった。

　他方で、ポリファーマシー状態の高齢者 1,467 人（年齢中央値 72 歳）
を対象に薬物療法レビュー、動機づけ面接や多職種と連携したフォロー等
の多面的介入と、通常ケアを比較したランダム化比較試験[27]では、介入
群で再入院のリスクの低下が示されている。ポリファーマシーに対する介
入を考えたとき、薬だけに注目するのではなく、多職種連携や患者教育な
ど、包括的な介入がより重要であるとも解釈できるが、この研究でも介入
後の処方薬剤数に有意な差を認めなかった。

　また結局のところ、ポリファーマシーに対してどんな介入を行っても、
死亡率などの生命予後に与える明確な効果は示されていない。であるのな

[*2] QOL（quality of life）は、人が見た自らの人生の内容の質や、社会的に見た「生活の質」
　　のことを指す。生きがい、心身の健康、住環境、仕事や人間関係といった面において、人
　　間らしく自分らしい生活を送り、幸福を見出せる人生を送っているかの指標。ここでは健
　　康に関連した生活の充実度・幸福度という意味になる。

ら、ポリファーマシーのどこに問題意識を向け、どんなアウトカムの改善
を目標とすべきなのかを今一度考える必要があるように思える。高齢者薬
物療法にとって、生存だけが目指すべきアウトカムではないはずだから。

　まず前提として、ポリファーマシーという言葉に関心が向けられている
ということは、「**薬で幸せになろうとしていた時代から、薬なしで幸せを
目指してはどうかという時代**」への変化が存在するということだ。しか
し、どんなことに関心を向けようにも健康リスクは決してゼロにはならな
い。そのリスク回避のために依存先という役割を担っていた薬を排除した
り（8 章で紹介したメコバラミン錠を飲み続ける 80 歳の高齢者のよう
に）、あるいは健康リスク管理フラストレーション軽減のために薬という
「厄除け」を施したりすることではなく、ある種の曖昧さの許容が大事な
のではないだろうか。たとえば、「薬を飲んでも 8 のつらさが 6 になる程
度だが、その助けも借りながら自分で何とか生活を工夫して、平均 4 くら
いのつらさで過ごしてみる」のを目指す、というように。

　加齢にともない死因が複雑化することは明らかだ。薬の数だけが生命予
後を決定づけているわけではない。生命予後に与える要因は膨大であり、
ポリファーマシーがもたらしうる潜在的な害はその要因のごく一部にすぎ
ない。ポリファーマシーの是正介入で予後改善に対する効果が示されない
のも、ポリファーマシーが直接的にもたらす生命予後へのインパクトが必
ずしも大きなものではないからであろう。

　限りある生をどのように生きるか。**人は健康のために生きているのでは
ない**。生活の中でささやかな豊かさを感じ、そして、何気ない日々に幸せ
を感じることができること、それこそが生活世界と医療の妥当な距離感な
のではないかと思う。**最終章**では、健康を目指す社会の潔癖さ、生きにく

さ、そして、この世界をどう生き抜くべきなのか、僕なりの考え方を提示
したい。

> ※本章の執筆にあたり、第 10 回日本プライマリ・ケア連合学会学術大会で
> 開催された教育講演「多角的視点で語るポリファーマシー〜薬を飲むこ
> と、処方することをもう一度考える〜」の内容[16)19)] を参考にさせていた
> だいた。

文　献

1) Fries JF. Aging, natural death, and the compression of morbidity. N Engl J Med 1980；303：130-5.
2) 厚生労働省. 平成 28 年簡易生命表の概況（http://www.mhlw.go.jp/toukei/saikin/hw/life/life16/dl/life16-02.pdf）
3) Tsuji I. Epidemiologic research on healthy life expectancy and proposal for its extension：A revised English version of Japanese in the Journal of the Japan Medical Association 2019；148：1781-4. JMA J 2020；3：149-53.
4) Statistics Bureau of Japan. Current population estimates（http://www.stat.go.jp/english/data/jinsui/2018np/index.html）
5) Barnett K, Mercer SW, et al. Epidemiology of multimorbidity and implications for health care, research, and medical education：A cross-sectional study. Lancet 2012；380：37-43.
6) Chao TF, Chiang CE, et al. Evolving changes of the use of oral anticoagulants and outcomes in patients with newly diagnosed atrial fibrillation in Taiwan. Circulation 2018；138：1485-7.
7) Cholesterol Treatment Trialists' Collaboration. Efficacy and safety of statin therapy in older people：A meta-analysis of individual participant data from 28 randomised controlled trials. Lancet 2019；393：407-15.
8) Taylor F, Huffman MD, et al. Statins for the primary prevention of cardiovascular disease. Cochrane Database Syst Rev 2013；(1)：CD004816.
9) Peng J, Liu Y, et al. Bisphosphonates can prevent recurrent hip fracture and reduce the mortality in osteoporotic patient with hip fracture：A meta-analysis. Pak J Med Sci 2016；32：499-504.
10) Byun J-H, Jang S, et al. The efficacy of bisphosphonates for prevention of osteoporotic fracture：An update meta-analysis. J Bone Metab 2017；24：37-49.

11) Beckett NS, Peters R, et al. Treatment of hypertension in patients 80 years of age or older. N Engl J Med 2008；358：1887-98.

12) Onoue H, Koyama T, et al. Trends in polypharmacy in Japan：A nationwide retrospective study. J Am Geriatr Soc 2018；66：2267-73.

13) Amano H, Fujimoto K, et al. The prevalence and characteristics of older japanese adults with polypharmacy, based on regionally representative health insurance claims data. Acta Med Okayama 2020；74：41-8.

14) Mabuchi T, Hosomi K, et al. Polypharmacy in elderly patients in Japan：Analysis of Japanese real-world databases. J Clin Pharm Ther 2020；45：991-6.

15) Suzuki T, Iwagami M, et al. Number of consulting medical institutions and risk of polypharmacy in community-dwelling older people under a healthcare system with free access：A cross-sectional study in Japan. BMC Health Serv Res 2020；20：359.

16) 尾藤誠司，菊地真実. 「なぜ薬が増えていくのか」に関する人類学的・行動経済学的考察. 第10回日本プライマリ・ケア連合学会学術大会 教育講演. 2019（https://confit.atlas.jp/guide/event/woncaaprjpca2019/subject/ELC1-2/advanced?cryptoId=）

17) Masnoon N, Shakib S, et al. What is polypharmacy? A systematic review of definitions. BMC Geriatr 2017；17：230.

18) Gnjidic D, Hilmer SN, et al. Polypharmacy cutoff and outcomes：Five or more medicines were used to identify community-dwelling older men at risk of different adverse outcomes. J Clin Epidemiol 2012；65：989-95.

19) 名郷直樹. ポリファーマシーと言われる中で起きていること：構造主義医療の視点から. 第10回日本プライマリ・ケア連合学会学術大会 教育講演. 2019（https://confit.atlas.jp/guide/event/woncaaprjpca2019/subject/ELC1-1/advanced?cryptoId=）

20) Benetos A, Labat C, et al. Treatment with multiple blood pressure medications, achieved blood pressure, and mortality in older nursing home residents：The PARTAGE study. JAMA Intern Med 2015；175：989-95.

21) Rådholm K, Festin K, et al. Blood pressure and all-cause mortality：A prospective study of nursing home residents. Age Ageing 2016；45：826-32.

22) By the 2019 American Geriatrics Society Beers Criteria® Update Expert Panel. J Am Geriatr Soc 2019；67：674-94.

23) O'Mahony O, O'Sullivan D, et al. STOPP/START criteria for potentially inappropriate prescribing in older people：Version 2. Age Ageing 2015；44：213-8.

24) Hill-Taylor B, Walsh KA, et al. Effectiveness of the STOPP/START（screening tool of older persons' potentially inappropriate prescriptions/screening tool to alert doctors to the right treatment）criteria：Systematic review and meta-analysis of randomized controlled studies. J Clin Pharm Ther 2016；41：158-69.

25) Verdoorn S, Kwint HF, et al. Majority of drug-related problems identified during

medication review are not associated with STOPP/START criteria. Eur J Clin Pharmacol 2015 ; 71 : 1255-62.

26) Schäfer I, Kaduszkiewicz H, et al. Narrative medicine-based intervention in primary care to reduce polypharmacy : Results from the cluster-randomised controlled trial MultiCare AGENDA. BMJ Open 2018 ; 8 : e017653.

27) Ravn-Nielsen LV, Duckert ML, et al. Effect of an in-hospital multifaceted clinical pharmacist intervention on the risk of readmission : A randomized clinical trial. JAMA Intern Med 2018 ; 178 : 375-82.

4 部

生　活

——医療と暮らしのはざまで

10 章

日常と非日常をめぐる変化の中で

　1 匹の白猫が、車道脇のガードレールを器用に飛び越え、そして路地奥に消えていく、というような生活風景としてはあまりにも些細な出来事でさえ、日常と呼ばれる時間の一端である。しかし人は、そうした光景にさして関心を払わない（払えない）ことのほうが多い。あるいは反対に、高圧電線の鉄塔が視界を横切っていく光景の意味を考え、そこに情緒を感じることは、日常の中に紛れた非日常を見つめている瞬間だといえるかもしれない。普段の生活で意識しない、あるいは意識されない出来事について思考を巡らせることは、非日常に出会うことに近い。

　2019 年末から世界中に拡大した新型コロナウイルス感染症は、生活の中で意識されない物事のいくつかについて、意識せざるをえない状況を社会にもたらした。その意識はまた、当たり前のように目の前に広がっていた光景、つまり日常を非日常に変えた瞬間でもあろう。むろん、**非日常と呼ばれるような出来事も、見方を変えれば日常の 1 コマに過ぎないのかも**しれない。このことは本章の議論を巡る重要なテーゼなのだが、それでも人は、突如として身に降りかかる大きな変化に対して、その意味や価値、あるいは変化が起きた理由を見出そうとする。そしてこの変化は、ときに日常と非日常を選り分ける分割線となることもあろう。この分割線のはざまで人は戸惑い、不安を覚えたりもする。

　新型コロナウイルスの感染拡大が僕たちの日常にどのような影響を及ぼしたのかを振り返るまでもなく、**変化というプロセスは想像以上に人の生活に負荷をかけている**。だからこそ、社会のエントロピーが急速に上昇した際には、多くの人が見たいものだけを見つめ、心の平静を、あるいは何らかの安心を求めようとするのではないか。そういう意味では、何もかも忘れてしまうことが、最も美しい生活のありようなのかもしれない。

【白猫の行く先……】

　図1に示したのは日本人における生存者数の推移である[1]。戦後まもない1947年（昭和22年）は、生後すぐに亡くなってしまう子どもが多かった。10歳を超えるころから、生存数を示す曲線の傾きは、おおむね線形となり、50歳を過ぎたころから再度、亡くなる人が増えていく。しかし、その半世紀後の2010年（平成22年）においては、ほとんどの人が50歳を過ぎても亡くならない社会に様変わりした。日本人の死亡率は70歳を過ぎるころから指数関数的に増加し、100歳を超えたところで再び低下する。

　日本は健康状態が加齢とともに線形に変化していく時代から、生後から半世紀まではほとんど無変化で経過し、高齢者と呼ばれ始める年齢を過ぎると急速に健康状態が変化する時代へと移り変わった。医療の発展、公衆衛生の向上、社会環境の変化が50年前の日常を様変わりさせたというのなら、**現代社会は日常なのか非日常なのか、そのどちらだろうか？**

【突如変化する健康状態】

　非日常と感じる景色が、緩やかな変化の中ではあまり意識されない一方で、急速な変化の中でより高い関心を集めるという観点からすれば、50

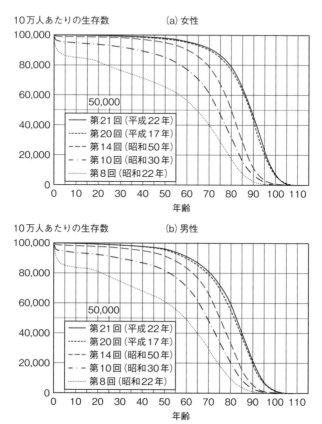

10万人あたりの生存数　　　　(a) 女性

10万人あたりの生存数　　　　(b) 男性

図1　女性における生存数の推移
［文献 1）より著者作成］

年という歳月をかけて移り変わった「加齢と健康状態の変化」に対して、非日常的な要素を感じる機会は少ないのだろう。しかし個人の生活レベルで考えてみれば、健康状態の変化が目に見える仕方で表現される病名診断は、ある種の非日常を垣間見る瞬間なのかもしれない。年齢と健康状態の関数が、線形から非線形に変わってしまった現代社会においては、この傾向がより顕著に表れているともいえる。それゆえ病名診断をきっかけに人

表1　新規の病名診断にともなう生活習慣の変化

診断病名	禁煙	BMI 変化
	オッズ比 （95%信頼区間）	体重（kg）/身長（m）² （95%信頼区間）
脳卒中、がん、肺疾患、心臓病、 糖尿病	3.17（2.62〜3.84）	−0.35（−0.52〜−0.18）
脳卒中	4.26（2.85〜6.38）	─
がん	4.31（2.94〜6.30）	─
糖尿病	1.69（1.08〜2.65）	−0.60（−0.85〜−0.36）
肺疾患	2.25（1.61〜3.14）	−0.02（−0.52〜0.48）
心臓病	5.15（3.88〜6.83）	−0.27（−0.49〜−0.05）

［文献 2）より引用］

の生活にも小さくない変化が見られる。

　喫煙者 7,764 人、および肥満者（過体重を含む）の 20,221 人を対象と
した米国の研究[2] では、脳卒中、がん、肺疾患、心臓病、糖尿病と診断
された人では、そうでない人に比べて禁煙する可能性が高く、また体格指
数（body mass index：BMI）も減少することが示されている（表1）[2]。
病名診断をきっかけに生活習慣を見直すという動機のようなものが、人の
生活様式を少なからず変化させている。
　また、糖尿病を有していない米国人女性 84,300 人（63.5 歳）を対象
に、7 年にわたり追跡調査した研究[3] でも、同様の結果が報告されてい
る。追跡期間中に糖尿病の診断を受けた女性では、そうでない女性に比べ
て、身体活動量が増え、歩行量も増加していたのだ。

　病気との出会いは、程度の差はあれ人の生活に変化をもたらす。このこ
とはまた、現代社会で当たり前のように正しいと考えられている病気の早
期発見、早期治療に対して疑問符を投げかける。たとえば、早期発見が大
事だといわれる認知症について考えてみれば、決して楽観視できない生活

状況の変化を容易に想像できる。認知症を完治させる治療法がない現代社会において、認知症の早期診断が人の生活に何をもたらすだろうかと、改めて考えてみる必要があろう。

　あるいは糖尿病の早期治療について考えてみれば、生活状況の変化を想像しやすいかもしれない。αグルコシダーゼ阻害薬のボグリボースという薬は、「耐糖能異常における2型糖尿病の発症抑制」に適応をもつ唯一の薬剤である。実際、糖尿病予備群といわれるような人たちに対して、この薬剤を服用してもらうと、糖尿病の発症リスクを低下させることが報告されている[4]。その効果の大きさは相対比で40%の低下である。

　しかし、糖尿病の発症リスクを低下させるからといって、糖尿病予備軍の人たちに積極的にこの薬を使うべきなのだろうか。図2を見てほしい。通常の糖尿病治療であれば、糖尿病の診断から必要に応じて食事や運動療法、あるいは薬物療法が開始される。つまり糖尿病の診断を契機に患者の生活に変化が訪れるわけだ。しかし、糖尿病予防のための治療を開始すると、糖尿病予備群の状態から薬物治療が開始されることになる。糖尿病の

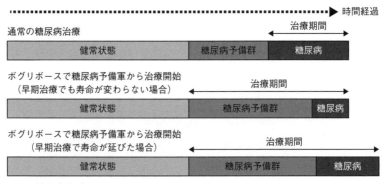

図2　糖尿病予防のための治療

前段階から薬物療法を開始するということは、**治療にかかわる生活変化が前倒しでやってくる**ということにほかならない。糖尿病予防のための医学的介入を行うと、治療期間全体は、そうでない場合に比べて長くなってしまうこともありうる。

　糖尿病に対する治療と、糖尿病予備軍に対する糖尿病予防のための治療。医療機関を受診し、食事や運動に配慮し、必要に応じて定期的に薬剤を服用し続けるという観点からすれば、両者が与える生活変化はほぼ同等であるともいえるのではないか？

　もちろん、早期治療によって健康寿命が延びることを考えれば、生活に変化があろうとも健康上のメリットは大きいと指摘できなくもない。だがしかし、糖尿病患者の生命予後改善に対するボクリボースの効果はいまだ検証されていない。そして、多くの糖尿病治療薬についても、生命予後という観点からすればその効果は曖昧であるという事実を踏まえておく必要はあろう。

【薬との出会い、生活の変化】

　いわゆる生活習慣病と呼ばれる病気に対する治療薬は、長期にわたり継続的に服用することが一般的である。風邪薬のように、2～3日飲めばそれで終わりというわけにはいかない。だからこそ、**薬との出会いもまた、病気との出会いと同じくらい生活に変化をもたらすこともあろう。**

　たとえば、デンマークで行われた研究[5]では、高血圧や脂質異常症に対する治療薬の服用開始と生活習慣の変化に、統計学的にも有意な関連性を認めていた。

　この研究では、収縮期血圧が 140 mmHg を超える 557 人と、総コレステ

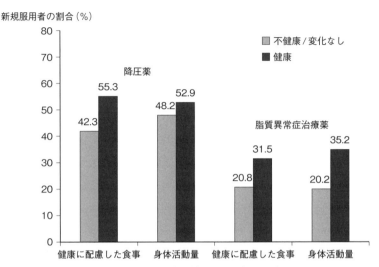

図 3　降圧薬、脂質異常症治療薬の服薬開始と生活習慣の関連
［文献 5）より引用］

ロールが 7 mmol/L（約 270 mg/d）を超える 314 人が対象となった。5 年間にわたる追跡調査の結果、脂質異常症治療薬の服薬開始は、身体活動量の増加や健康に配慮した食事を報告した人の増加と関連していた。降圧薬については、身体活動量との関連性に統計学的な有意差を認めなかったものの、やはり健康に配慮した食事を報告した人の増加と関連していた（図 3）。

　他方で、フィンランドで行われた 40 歳以上の 41, 225 人を対象とした研究[6]では、降圧薬や脂質異常症治療薬の服用開始は、必ずしも生活習慣にとってポジティブな影響をもたらさない可能性が報告されている。
　生活習慣のよし悪しについて、何を基準に判断するのか？　という指摘もできなくはない。ただこの研究では、薬剤の服用を開始していない人と比較して、服薬を開始した人で **BMI の増加、身体活動量の低下、肥満リスクの増加**と関連していた。ただし、アルコールの消費量や喫煙者の割合

は低い、という結果であった。

　病気と診断されること、長期にわたり定期的に薬を飲み始めることは、よくも悪くも生活に小さくない変化をもたらす。その変化が健康状態にどのような影響を及ぼしうるのかという考察を抜きに、薬の効果は語れない。むろん、このような変化が生活を豊かにする側面もあるだろう。原因不明の体調不良に対して、病名診断を受けることで身体的不条理の必然性を理解できたのなら、それだけで大きな安心につながることもあるかもしれない。

　ただ、1つだけ指摘できるとするならば、**健康をコントロールするという考え方が、一連の生活変化を正当化する根本的な思想**ではないか、ということである。変化には一定レベルの心的負荷がかかる。人がこの変化を非日常だと感じるのであれば、心的な負荷の理由を日常に帰したくないという想いによってであろう。だからこそ、非日常をコントロールしたい衝動が人の欲望の中に渦巻いている。

【健康を再定義する】

　現代の日本社会において、50歳を超える年齢までは健康状態を良好にコントロールできる場合が多い。しかし、70歳を超えた頃から健康状態のコントロールは急速に難しくなっていき、やがて人は命をまっとうする。この世界に生まれて半世紀を過ぎてもなお、「生活から死ぬことが排除されてしまった日常」を生きる僕らにとって、死は身近に存在しないことのほうが多い。つまり、「死ぬ」ことを生活における最大の非日常とする価値観が、健康状態をコントロールすることの重要性と強く結びついている。健康状態のコントロールにともなう生活変化など、死ぬことの非日

常性に比べれば些細なことだとでもいうように。

　人が認識できる物事は、無限なものの断片に過ぎない。この世界に生ま
れ落ち、そして天寿をまっとうすることもまた、世界の全体から見れば1
つの断片的な現象でしかない。それはアブラゼミが卵から孵り、土壌の奥
底で幼虫として生き、成虫となり木々を飛び回り、そしてほどなくして力
尽き地面に落ちることと大きな相違はない。

　無限を一度に認識できるほど人は器用ではないし、そうでなければ悲し
みや苦しみで心が蹂躙されてしまうだろう。歩むべき方向が規定されるこ
との安心感と、到達点が見えないことの不安感。生きることにはいつだっ
て、そんなアンビバレントな感情が渦巻いているけれども、星が虚無に存
在しているわけではないように、夜空の全部を見つめてみることで、僕ら
にとって小さくない希望を見つけることができるかもしれない。

　図1を改めて見るまでもなく、加齢とともに人の健康状態は衰え、死亡
率は急速に増加していく。健康をコントロールするという思考から少しだ
け距離を置き、死ぬこともまた健康の中に含まれていると考えたときに、
何が見えるだろうか。人が老いて死ぬということもまた、健全な生命現象
の1つであり、日常の1コマなのだと気がつくのではないだろうか。そ
う、**加齢という観点からすれば「死ぬ」こともまた日常なのだ**。

文　献

1）厚生労働省．第 21 回生命表（完全生命表）の概況（https://www.mhlw.go.jp/tou
　　kei/saikin/hw/life/21th/dl/21th_02.pdf）
2）Keenan PS. Smoking and weight change after new health diagnoses in older adults.
　　Arch Intern Med 2009；169：237-42.
3）Schneider KL, Andrews C, et al. Change in physical activity after a diabetes diagnosis：

Opportunity for intervention. Med Sci Sports Exerc 2014；46：84-91.

4) Kawamori R, Tajima N, et al. Voglibose for prevention of type 2 diabetes mellitus：A randomised, double-blind trial in Japanese individuals with impaired glucose tolerance. Lancet 2009；373：1607-14.

5) Hempler NF, Krasnik A, et al. The relationship between changes in health behaviour and initiation of lipid-lowering and antihypertensive medications in individuals at high risk of ischaemic heart disease. BMC Public Health 2012；12：626.

6) Korhonen MJ, Pentti J, et al. Lifestyle changes in relation to initiation of antihypertensive and lipid-lowering medication：A cohort study. J Am Heart Assoc 2020；9：e014168.

11章

淡い西陽が差し込む午後の病棟で

　慢性閉塞性肺疾患（chronic obstructive pulmonary disease：COPD）の治療薬にチオトロピウムという吸入薬がある。長時間作用型抗コリン薬という薬効群に属するこの薬剤は、レスピマット®と呼ばれるデバイスを使って霧状にした薬液を吸入する。チオトロピウムを吸入することで気管支が拡張し、COPD患者の呼吸困難は緩和される。

　この薬剤カートリッジの装填やデバイスの操作には、ある程度の慣れが必要であり、高齢の方にとってみれば使いにくい側面もある。しかし、僕の目の前に座る高齢の男性は、器用な手つきで薬剤カートリッジを交換し、レスピマット®を難なく操作すると、得意げに吸入して見せてくれた。

「これ吸うと、楽になんだよなぁ。薬はすごいな、あんちゃん。もうずっと吸ってんだ」

　病室のベッドにあぐらをかいて座るこの男性は、長らく心不全を患っていたこともあり、服用している内服薬の種類も多い。いわゆる「潜在的不適切薬」に該当していそうな薬も、ベッド脇の小さなテーブルにいくつか転がっていた。入院当初から、この男性の処方されて

いる薬剤内容の見直しを主治医に提案すべきか悩んでいた。ただ、吸入薬のキャップをパチンと閉め、満面の笑みを見せた男性患者を前に、この方にとってチオトロピウム吸入薬は大切な薬の1つなのだと感じていた。

　結局、内服薬のごく一部の用法簡素化を提案し、吸入薬はもちろん、その他の薬の継続も提案することとした。ほどなくして病状も回復し、無事に退院が決まったこの男性の病室を訪れたのは、その翌週であった。退院時の服薬説明の際に念のため、吸入薬の使い方を確認させてもらうと、男性は満面の笑みを浮かべながらこういった。

「でぇじょぶな。使い慣れてんからな。あはは」

　退院されて数週間後、その男性は脳梗塞を起こし自宅で転倒、近隣の三次救急医療機関へ搬送された。一命は取り留めたものの、高次脳機能障害で会話はできなくなってしまった。嚥下機能は失われ、食事も経管栄養となった。むろん、吸入薬を使うどころではない。長期療養を目的に再入院となって、改めて僕はこの事実を知ることとなる。ご家族から受け取った入院時持参薬のビニール袋の中には、未開封のチオトロピウムの吸入薬が紛れていた。

（高齢男性の患者エピソードは実体験を元にしたフィクションである）

【チオトロピウムという薬の効果】

　長時間作用型抗コリン薬は、上市されて以来COPD治療薬のスタンダードともいえる地位を獲得した。近年では、喘息治療薬としても用いられていた長時間作用型β刺激薬との合剤も発売され、治療選択肢も大きく

広がっている。チオトロピウムは、COPD の長期管理を目的とした薬剤として本邦で最初に上市された長時間作用型抗コリン薬である。2004 年に発売された同薬の有効性・安全性は、プラセボ対照ランダム化比較試験 UPLIFT[1] で検討され、その結果は 2008 年に報告されている。

　当時、COPD 患者を対象とした臨床試験の中でも最大規模の研究として注目を集めた UPLIFT 試験は、40 歳以上の COPD 患者 5,993 人（平均年齢 65 歳）が対象となった。被験者は、チオトロピウム吸入群（$18\,\mu g$ カプセル製剤をハンディヘラー®により吸入）とプラセボ吸入群にランダムに割り付けられ、一次アウトカムとして試験開始後 30 日から始まる治療期間中の平均 1 秒量（FEV_1）の減少率が検討されている。なお、一次アウトカムとは、ランダム化比較試験において、介入の効果を検証するために設定される最も重要な評価項目のことであり、結果として示された数値の統計的妥当性が高い評価項目である。裏を返せば、一次アウトカム以外の評価項目は検証された仮説ではなく、仮説生成的な知見に過ぎない（**5 章**参照）。

　UPLIFT 試験の結果を簡単にまとめよう。4 年にわたる追跡調査の結果、驚くべきことに FEV_1 の平均減少率に有意な群間差は認められなかった。つまり、チオトロピウムを吸入しようがしまいが、肺機能低下の進展速度は同等ということになる。吸入することによって呼吸は楽になるかもしれないが、肺機能の予後はチオトロピウムとプラセボとでそう大きく変わらないのだ。

　他方、COPD 患者の生活の質（QOL）を評価する SGRQ（St. George's Respiratory Questionnaire）スコア（0〜100 点で評価する COPD 患者における QOL スコア）は、プラセボ群と比べてチオトロピウム群で有意に改

善したと報告されている。確かに総スコアの絶対値の変化に統計的にも有意な差を認めており、治療期間を通じてその範囲は 2.3〜3.3 点であった。しかし、6 カ月から研究終了までの SGRQ スコアの低下率に有意な群間差は認めていない（平均差 0.04 ［95％信頼区間 − 0.2〜0.3］）。

　この研究ではまた、死亡リスクについての解析も行われている。プロトコル定義期間（1,440 日）における解析では、チオトロピウム群で有意なリスク低下（ハザード比 0.87 ［95％信頼区間 0.76〜0.99］）が示されており、この結果をもって、チオトロピウムが COPD 患者の予後を改善しうるなどと論じられることもある。しかし、1,440 日に 30 日を加えた期間で解析すると有意な差は示されていない（ハザード比 0.89 ［95％信頼区間 0.79〜1.02］）。つまり、死亡リスクの低下が示唆されたといっても、1 カ月後には差が見られない程度の効果でしかなく、もはや偶然の影響といっても差し支えないほどの効果かもしれない。そもそも SGRQ スコアや死亡リスクの評価は一次アウトカムに設定された評価項目ではない。それゆえ、これらアウトカムにポジティブな結果が出ていたとしても、あくまでも仮説的知見に過ぎない。

【チオトロピウムの害の懸念】

　UPLIFT で検討されたチオトロピウムはカプセル吸入製剤（ハンディヘラー®）であるが、同薬は後にミスト噴霧製剤（レスピマット®）が発売された。冒頭に紹介した高齢男性が使っていた吸入薬は後者の剤型である。このチオトロピウムミスト噴霧製剤の安全性に関して、2011 年にインパクトのあるメタ分析[2]が報告されている。メタ分析とは、過去に報告された研究結果を統計的に統合する研究手法のことで、その結果は図 1 のように、フォレストプロット[*1]と呼ばれる特徴的な図で示される。

研究	事象の数／参加者数		mantel-haenszel検定リスク比（95%信頼区間）	ウェイト（%）	mantel-haenszel検定リスク比（95%信頼区間）
	チオトロピウムミスト噴霧製剤	プラセボ			
チオトロピウム5μg					
Voshaar ら 2008	0/88	0/91			見積不能
Voshaar ら 2008	1/92	0/90		1.1	2.94（0.12〜1.12）
Bateman ら 2010	9/332	7/319		15.0	1.24（0.47〜3.28）
Bateman ら 2010	7/338	2/334		4.2	3.46（0.72〜16.53）
Bateman ら 2010	52/1,989	38/2,002		79.7	1.38（0.91〜2.08）
計（95% CI）	69/2,839	47/2,836		100.0	1.46（1.01〜2.10）
異質性検定：χ^2=1.54、df=3、P=0.67、I^2=0%					
統合効果の検定：z=2.03、P=0.04					
チオトロピウム10μg					
Voshaar ら 2008	1/93	0/91		5.0	2.94（0.12〜71.15）
Voshaar ら 2008	1/87	0/90		4.8	3.10（0.13〜75.14）
Bateman ら 2010	8/332	7/319		70.4	1.10（0.40〜2.99）
Bateman ら 2010	11/335	2/334		19.8	5.48（1.22〜24.55）
計（95% CI）	21/847	9/834		100.0	2.15（1.03〜4.51）
異質性検定：χ^2=3.31、df=3、P=0.35、I^2=9%					
統合効果の検定：z=2.03、P=0.04					

0.05　0.2　1　5　20

チオトロピウムミスト噴霧製剤による害が少ない　　プラセボによる害が少ない

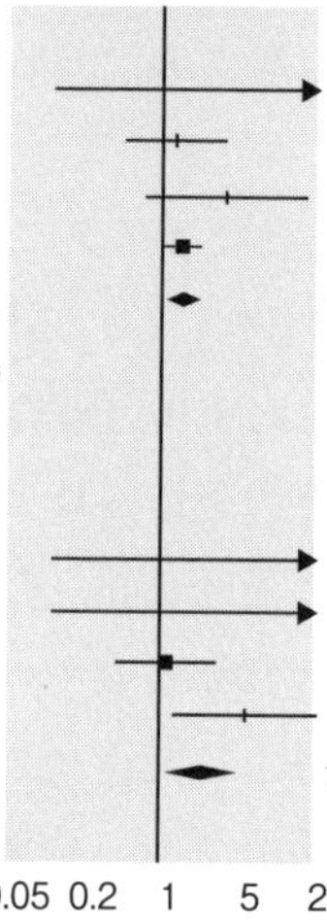

図1　チオトロピウムと死亡リスクの関連
網掛け内に図示されている■は個々の研究で報告されている評価項目の点推定値（オッズ比、リスク比、平均差など）を、横棒の長さは95%信頼区間をそれぞれ表している。■の大きさは、各研究サンプルサイズ（症例数）を表しており、サンプルサイズが大きく信頼区間が狭い研究ほど、統合結果に与える影響（ウェイト）が強くなる。
［文献2）より引用］

　ランダム化比較試験5研究のメタ分析を行った結果、日本で一般的に使用される用量の5μgであっても、死亡リスクはプラセボに比べてチオトロピウムミスト吸入製剤で46%、統計的にも有意に増加することが示されている（図1上部の解析）。むろん、メタ分析という解析手法にもいく

---

*1　フォレストプロットとは、複数の研究結果とそれらを統合した結果を視覚的に確認することができる図である（図1）。

つかのバイアスが入り込む余地があり、この結果をもってチオトロピウムミスト吸入製剤が死亡を増やすとは結論しがたい。

　ただ、余命の限られた高齢者において、少なくとも死亡リスクを減らさない同薬の臨床的意義は、必ずしも大きなものではないこともまた事実であろう。

　　　処方提案のために服薬している薬剤エビデンスを精査していたときも、このメタ分析の結果は常に頭の片隅にあった。死亡が増えるという因果関係は定かではないけれども、そのリスクがわずかながらでも懸念されるのであれば、これを機会に同薬の中止を提案してもよいのではないか……。いわゆるエビデンスに基づくのであれば、そのような判断に大きな誤りはないはずだ。しかし、デバイスを器用に操作し、得意げに吸入して見せてくれた男性患者を思うと、このメタ分析結果の引用と「吸入薬中止を考慮」という処方提案はためらわれた。結局僕は、この薬が患者本人にとって思い入れのある大切な薬である可能性と、この薬によって医学的に COPD 増悪のリスク低下が期待できることを強調して、チオトロピウムの継続処方を提案した。

【数字の解釈を巡る感情と情動】

　UPLIFT 試験において、チオトロピウムの吸入は COPD の増悪リスクを有意に低下させることが報告されている（ハザード比 0.86［95％信頼区間 0.81〜0.91］[1]）。むろん、COPD の増悪という評価項目はこの研究の一次アウトカムではないため、あくまでも仮説的な知見である。とはいえ、もし仮に 14％のリスク低下が期待できるのだとしたら、患者には小さくないメリットがあろう。余命の限られた超高齢者にとって、死亡リスクが減ることよりも、今現在の QOL の改善のほうが大事なのではない

か？　僕はそんな思いから UPLIFT 試験の結果を好意的に解釈していたように思う。

　とはいえ、UPLIFT 試験おいて、被験者 1 人あたりの年間増悪発生率は、チオトロピウム群で 0.73 回、プラセボ群で 0.85 回と、その差は 0.12 回にすぎない。また、被験者 1 人あたりの年間増悪日数はチオトロピウム群で 12.11 日、プラセボ群で 13.64 日と、その差は 1.53 日である。この差を大きな効果と考えるか、わずかな効果と考えるかは、人それぞれの価値観によるかもしれない。しかし、もう少し冷静にこの数値を見つめていれば、増悪回数が 0.12 回減る、あるいは増悪日数が 1 日半ほど減るという効果の大きさが、実生活にどのような影響力をもちうるのか、より深く考察できたように思う。**数字の解釈は感情や情動に依存する**ことに注意せねばならない。とりわけ**巧みな表現手法**によって「**デザイン化**」された情報は、人の感情を突き動かし、ときに思考はその情動に抗えなくなる。

　　午後の淡い西陽が差し込む病棟の廊下で、受け取った持参薬に紛れ込む未開封のチオトロピウム吸入薬に視線を落とす。それは、まぎれもなく僕が調剤したものだった。結局のところ、重篤なイベントを予防したり、あるいは生命予後を改善するといわれる薬であっても、実際の生活レベルで見れば、そこそこ安全な対症療法薬でしかないことも多いのではないだろうか。さらにいえば、その対症療法薬としての治療効果でさえ、薬による直接的な薬理学的作用との関連性は必ずしも強くない。

　チオトロピウムはその後に報告されたメタ分析[3]において、COPD の増悪リスクを低下させ（図2）、患者 QOL を改善させることが報告されている（図3）[3]。しかし、組み入れられた研究に占める UPLIFT 試験のウェ

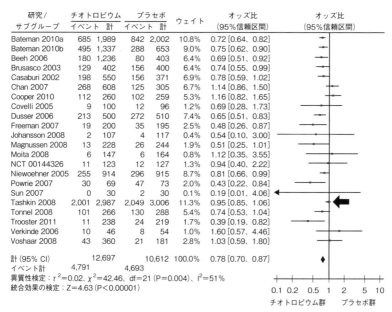

図2　COPD 増悪に対するチオトロピウム効果

　　　［文献3）より引用］

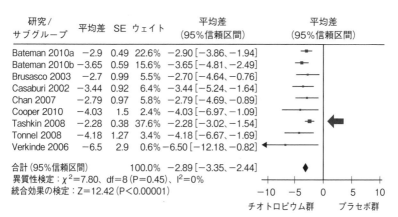

図3　QOL に対するチオトロピウムの効果

　　　［文献3）より引用］

イト（症例規模）は大きく、同研究の結果が最終的なメタ分析結果に大き
な影響を与えている。特に QOL に関する解析において、統合結果に占め
る UPLIFT 試験のウェイトは 37.6％である。そして UPLIFT 試験で示さ
れた QOL や増悪リスクに対する結果は、一次アウトカムとして検討され
た結果ではなく、あくまでも仮説生成的な知見であった。チオトロピウム
は短期的には COPD 患者の呼吸状態の改善と、それにともなう QOL の改
善をもたらすのであろう。しかし、長期的な予後改善や増悪予防に対する
効果サイズは、人の生活に影響力をもちうるほど大きなものではないのか
もしれない。

　人の生活に豊かさを付け加える……。ささやかではあるけれども、そこ
に生きることに対する前向きな意味を付加できたとするならば、薬や医療
も、大切な人と会話をしながら一緒に食事を楽しんだり、あるいはお気に
入りの景色を見て心が穏やかになるような、そんな経験との差異が小さく
なる気がしている。少なくともエビデンスと呼ばれるような科学的根拠
は、人の生活の豊かさに資するものであってほしい。そして、エビデンス
という事実をどう扱うかは医療者の解釈、あるいは思考に委ねられている
ことに意識的でいたい。

文　献

1) Tashkin DP, Celli B, et al. A 4-year trial of tiotropium in chronic obstructive pulmonary disease. N Engl J Med 2008；359：1543-54.
2) Singh S, Loke YK, et al. Mortality associated with tiotropium mist inhaler in patients with chronic obstructive pulmonary disease：Systematic review and meta-analysis of randomised controlled trials. BMJ 2011；342：d3215.
3) Karner C, Chong J, et al. Tiotropium versus placebo for chronic obstructive pulmonary disease. Cochrane Database Syst Rev 2014；（7）：CD009285.

最終章

「健康」に対する概念的諸連関の展開

　人は科学的根拠、つまりエビデンスだけで幸せにはなれないし、暮らしの豊かさはむしろエビデンスによって削がれていくこともある。健康をどう定義するかにもよるが、こういってもよいかもしれない。「正しいといわれる(医療・健康)情報が人を健康にしているわけではない」と。

　絶対的に正しい情報など実在しないことは2章でも論じてきた。どんな情報にも「偶然」「バイアス」「事実」という3つの要素が含まれているからだ。ただ、それでもなお医療者という専門職にとって、臨床的な判断はエビデンスを踏まえる必要があろう（6章参照）。しかし同時に、医療者は人の生活の中に散りばめられた非科学的なものに対しても関心の眼差しを向けておく必要がある。臨床現場において医療者は、「事実」の伝道者ではないし、万人受けする「解釈」を教え広める存在でもない。

【健康関連行動の関数】

　世間一般という観点で見れば、健康関連行動に対する意思決定は「情報に対する関心」と「健康に対する関心」の関数で表現することが可能であり、その意思決定の多様性は「関心」のバリエーションによって規定される。なお、ここでいう「情報に対する関心」とは、情報を収集し、内容を

理解できるというような、一定レベルの身体的健常性を含むものである。

「健康関連行動に対する意思決定」
＝「情報に対する関心」×「健康に対する関心」

　上記の式を直接的に裏づけるエビデンスはないが、たとえば40〜79歳の日本人 68,825 人を対象としたコホート研究[1] によれば、健康診断への関心が低い、あるいはまったくない人では、そうでない人に比べて、心血管疾患および総死亡率が 24〜94％高いと報告されている。

　しかし一方で、健康診断を受けることが死亡リスクの低下に関連しているかどうか、よくわかっていないのが現状である。2018 年 1 月までに報告された健康診断の長期的な有用性に関する研究 11 件のメタ解析[2] によれば、死亡に対する相対比は健康診断を実施してもしなくても、ほぼ同等という結果であった（相対危険 1.00［95％信頼区間 0.97〜1.03］）。健康診断に関する情報や健康に対する関心は、健康診断を受けるという意思決定に大きく影響する一方で、健康診断そのものに死亡リスクを低下させるような効果は示されていないのだ。

　薬物療法を含め、医学的介入がもたらす直接的な効果というよりはむしろ、関心のバリエーションがもたらす意思決定の多様性こそが、生存や健康に対して強い影響力をもっている。重要なことは健康関連行動を規定している大きな要素が「情報に対する関心」であって、「情報の妥当性」が与える影響はほとんど無視できるほどに小さいということだ。端的にいえば、人の行動は関心や興味を惹かれる情報に影響されやすいということである。

【生活の豊かさから遠ざかる科学】

　情報の妥当性や合理性は、人の行動様態にそれほど大きな影響を与えていない。むしろ非合理的なもの、科学では説明のつかない何かに憧れや畏怖の念を抱き、その信念が生活を支えている側面もあろう。

　アフリカ系米国人 1,253 人を対象とした調査[3] によれば、調査対象者の 59％が「運命」を信じていた。本研究における運命とは fate もしくは destiny であり、日本語でいうネガティブな運命、たとえば人知の及ばない宿命に近い概念も含む。この調査では、運命に対する信念が男性よりも女性で強いことも示されている。また、驚くべきことに大学や大学院を卒業している高学歴者のほうが、高校中退者や高校卒業者よりも運命を強く信じていた。さらに年収が高い人のほうが、年収が低い人よりも運命を信じる傾向が強かった。

　運命という言葉で表される概念もまた、人それぞれの価値観に依存しており、一律に定義することは難しいかもしれない[*1]。しかし、運命に代表される科学的な因果原理とは異質な摂理を、より教育水準が高い人やより高収入の人たちほど強く信じていたことは示唆に富む。医療を含む科学の発展が人の生活を豊かにしてきたことは間違いない。しかし、**生活に豊かさが増えるほど、僕たちは科学から遠ざかっている**、そうとはいえないだろうか。

　生活習慣病などというまでもなく、人の生活様式はその環境も含めて健康状態と密接な関連性にあることはよく知られている。実際、健康の社会的決定要因と呼ばれるものは、年齢、性別のみならず、教育水準、居住

[*1]　「運命」については 3.1 節も参照いただけたら幸いである。

地、世帯収入、家族構成など多岐にわたる。その中でも、とりわけ食習慣
は健康状態と強い相関関係にある。そして食事はまた、生活の豊かさを決
定づける主要な指標でもあろう。食事をすることができる、という僕ら日
本人にとっては当たり前の日常も、世界中を見渡してみれば、決して当た
り前の日常ではない。また、食べることができる食材の種類や、外食する
か、自宅で食べるかといった食事をする環境も、生活の豊かさにかかわっ
ている。

　一人暮らしの日本人高齢者 2,165 人（65〜90 歳、男性 744 人）を対象
とした横断調査[4]によれば、幸福を感じている度合いと食事をめぐる生
活環境に一定の相関性が認められることが報告されている。この研究で
は、主観的幸福度が高い人では、そうでない人に比べて食事の質に対する
満足度が高いこと、食材の種類が多様であること、食事の摂取頻度が高い
こと、買い物がしやすいこと、買い物を手伝ってくれる人がいること、自
家製の野菜を食べること、自分で朝食を作ること、他の人と一緒に食事を
すること、アルコール摂取量が多いことに関連していた。

　他方で、主観的幸福度の低下と強く関連する因子は、買い物困難、食品
の買い物を手伝ってくれる人がいない、朝食の準備をしない、他者と一緒
に食べる機会が少ないことであった。
　人の幸福は食習慣を含めた生活環境に大きく影響を受けていることは想
像にたやすい。ただ、いわゆる**飲酒といった一見すると健康によくない食
習慣も、高い幸福度と関連している**ことには意識的でいたい。

【食事をすること、薬を飲むこと】

　食事は人の生活に豊かさをもたらす大切な要因の1つではあるけれども、そうであるがゆえに食事と健康を因果的に結びつけた途端、生活の豊かさに亀裂が生じてしまうこともある。健康のためにお酒を控えることは、豊かな生活の原資になるのかもしれないが、同時に今この現実から生活の楽しみ、幸福度が損なわれてしまう側面もあろう。健康のために食事に配慮し続けることはまた、「給食を残さず、すべて食べなければいけない状況」と似ているかもしれない（7章参照）。

　人にとって食事とは、生活における社会的相互作用の重要な要素であって、必ずしも個人の栄養管理や健康維持のためだけの営みではない。そしてこのことはまた、薬を飲むことについても同様に考えることができるのではないだろうか。医療を受けることや薬を飲むことの本当の目的は、健康になるためではなく、幸福を感じることができる時間を少しでも多く得るためであるのだから。

　人は、（好き嫌いにかかわらず）健康によいといわれる食材を食べるよりも、自分の好物を自分の好きな味付けで食べたほうが、生活の満足度も高いことであろう。スペインで行われた研究[5]によれば、肉、魚、野菜、果物、菓子類の摂取頻度、食品の調理方法、レストランやカフェでの外食の頻度、家族や友人との食事の頻度が、生活における満足度や幸福度に関連していた。食材の種類については、「この食材だけしか食べることができない」という状況ではなく、食材を選べる自由があることに幸福が宿るのかもしれない。食事を摂取することと薬を服用することを同じような視線で捉えるとするならば、健康を期待して薬を飲む（飲ませる）こと、あるいは医療を受ける（受けさせられる）ことだけが人の幸せにつながっているわけではないことがよくわかると思う。

【物語の共有可能性】

　エビデンスに対する関心が高ければ高いほど、世の中にあふれる情報の非合理性を看過できず、その情報の非合理性を指摘したい衝動に駆られる。しかし、エビデンスを含め情報とは文脈に合わせたそれぞれの妥当性が議論できるだけで、そこに「絶対的な正しさ」なるものが実在しているわけではない。情報もまた、社会の営みの中でどのようにも正当化しうるし、反対にそれが問題となることもあって、つかみどころがないものである。あるいは、情報は価値判断における人の確信の源泉であって、そこに客観的な正しさは含まれていないといってもよいかもしれない。だから、「正しい情報」という情報は実在しない。

「健康関連行動に対する意思決定」
＝「情報に対する関心」×「健康に対する関心」

　この式が意味していることは、情報が正しいか否かに大切な価値があるのではなく、「情報によって幸せになれるかは、人それぞれだよね」という文脈の発見と、その文脈を物語として他者と共有することが、医療者/非医療者を問わず情報との向き合い方において肝要だということなのである。

　むろん、他者を理解するなんてことが容易にできるはずもない。人が発する言葉には多様な意味が含まれており、語られる文脈は人それぞれ固有のものだから。「空は青い」というような単純な表現にさえ、さまざまな意味が宿っている。今日は天気がよい……、雲1つない空……、空気が澄んでいる……とか、そんな風に。意味や価値が文脈に依存することをふまえれば、言葉や文章の意味や価値もまた人それぞれ、という仕方で解釈され、人同士で一致することは厳密にはありえない。僕らは決して他者の思考そのものに触れることはできないし、他者の抱く意味や価値は、自分な

りの仕方でしか解釈できない。そういう意味では、言葉はとても不自由な
ツールなのかもしれない。だけれども、他者の思いを共有する、その可能
性がないわけじゃない。

「あれをとって」

……といわれたときの「あれ」とは何なのだろうか？　深く考えるまでも
なく、「あれ」にはさまざまな解釈可能性が宿っている。しかし実際には、
一定のレベルで共通了解は成立しうる。「あれをとって」といわれて、
「あ、ボールペンね」と理解できることもあるだろう。コミュニケーショ
ン能力とは、「語」の発信者の意をそのまま汲み取る能力というよりは、
同じ物語を共有できる能力に近い。哲学者の竹田青嗣さんは『言語的思考
へ—脱構築と現象学』[6] という著書の中で、「語」に意味が宿るのではな
く、「語」に結びつく概念諸連関を展開することこそが意味の把握を可能
にさせていると指摘する。

> 「語」は多様な「意味」を"もつ"のではない。そうではなく、
> われわれはある「語」から、いつでもこの語に結びつく概念的
> 諸連関を"展開"することができる、ということなのである

〔竹田青嗣. 言語的思考へ—脱構築と現象学. 東京：径書房；2001. p. 212-3〕[6]

　他者とわかり合うとは、1つの「語」から展開される概念を物語として
共有できること、おそらくそういうことなのだと思う。

　エビデンスを医療者と患者で共有することについて僕はずっと考えてき
た。エビデンスが垣間見せてくれる風景の多様性に気づき、その風景の一
部でもよいから患者と共有できるのであれば、そのときに下される臨床判

断は、生活の豊かさに、ほんの少しでも彩りを加えることができるかもしれない。そもそも健康とは目に見えないものである。だからこそ「健康関連行動に対する意思決定」＝「情報に対する関心」×「健康に対する関心」を意識することは、人それぞれにおける健康という「語」の概念的諸連関の展開を可能にさせ、個別のニーズに配慮した物語の共有可能性を垣間見せてくれるはずだ。

文　献

1) Ikeda A, Iso H, et al. The relationships between interest for and participation in health screening and risk of mortality：The Japan Collaborative Cohort Study. Prev Med 2005；41：767-71.
2) Krogsbøll LT, Jørgensen KJ, et al. General health checks in adults for reducing morbidity and mortality from disease. Cochrane Database Syst Rev 2019；1：CD009009.
3) Green BL, Lewis RK, et al. Powerlessness, destiny, and control：the influence on health behaviors of African Americans. J Community Health 2004；29：15-27.
4) Ishikawa M, Yokoyama T, et al. Subjective well-being is associated with food behavior and demographic factors in chronically ill older Japanese people living alone. J Nutr Health Aging 2018；22：341-53.
5) Cabiedes-Miragaya L, Diaz-Mendez C, et al. Well-being and the lifestyle habits of the Spanish population：The association between subjective well-being and eating habits. Int J Environ Res Public Health 2021；18：1553.
6) 竹田青嗣．言語的思考へ—脱構築と現象学．東京：径書房；2001.

あとがき

　もうずいぶんと前になりますが、虹を見かけたときのことです。仕事を終え、自宅に帰る途中で遭遇した虹は、ピンク色に染まった夏の夕空に、うっすらと七色を輝かせていました。「こちら側」と「向こう側」というように、空をくっきり分けているアーチ型の境界線を見つめながら、「自然がこんなにもはっきりと空間を分割するなんて珍しい……」。そんなふうに感じたのを覚えています。

　しかし、虹は七つの色が独立してアーチを構成しているわけではありません。虹の色は光のスペクトルによってグラデーションを形成しており、その色彩は無限のはずです。よく見れば、視線の先の虹はもちろん、境界線のように感じられた虹と夕空の間にも無限の光のスペクトルがあって、色のグラデーションが織りなす連続的な世界が広がっていました。世界の側に名前があるのではなく、名前（言葉）が世界を切り分けているのだと気づかされた瞬間です。

　哲学に興味をもったのは、丸山圭三郎さんの『言葉とは何か』（ちくま学芸文庫）という本との出会いがきっかけでした。言葉はものの名前ではない。それは表現であり、意味である——。丸山圭三郎さんが紹介する言語哲学者・ソシュールの思想は、僕がこれまで当たり前に眺めていた日常風景を大きく変えてくれたのです。心身の正常・異常の区分は、病名という言葉によって認識されるのであって、病気と呼ばれるものが僕たちの認識とは独立して存在するわけではない……。ソシュール言語学との出会いは、僕にとって医療との向き合い方までをも変えた衝撃的な出来事でした。

　薬の効果に関する臨床医学論文、いわゆるエビデンスを読み続ける中で、しばしば遭遇するのは理論と現象のギャップです。薬理学や薬物動態学などの理論から予測できる薬の効果と、疫学的研究の統計解析や薬を飲んだ人の主観によって表現される薬との効果の間には、小さくないギャップがあります。薬理学や薬物動態学などの学問知から導出された理論は、必ずしも薬の効果という現象を救ってはいません。僕が抱いていた哲学に対する興味は、理論と現象のギャップに関するものへと向かっていきます。その果てにたどり着いたのが「科学哲学」でした。

　「因果性をいかにして発見するか？」ということが科学の営みだとするならば、「そもそも因果性とは何か？」、そう問うのが科学哲学の営みといえるかもしれません。僕は薬を服用することによって生じる健康状態の変化を発見することよりも、変化そのものに興味があったのです。

　科学哲学に関するいくつかの書籍を手に取る中で出会ったのが『物語の哲学』（岩波現代文庫）という本でした。同書では、過去がどのように認識されるのか、歴史はどのように記述されていくのか、という哲学的な問いから始まり、過去の実在が「物語り」のネットワークの中で志向的に構成される側面を浮き彫りにしていきます。ページを繰るたび、文字を読むというよりはむしろ、言葉を得るような感覚を覚える同書は、「薬が効くとはどういうことなのか」について、数多くの示唆をもたらしてくれました。

　薬の効果は客観的に実在するものではなく、「想起」を通じて解釈学的に再構築されたものであり、その効果は人それぞれの「物語り」のネットワークとして、実際的な生活に関わってくるのではないか……。

　本書の執筆にあたり、哲学についてのバックグラウンドをもたない僕が、「薬が効くとはどういうことか？」「人の生活にとって薬とは何か？」といっ

た考察を、適切な言葉で表現できる自信はありませんでした。そのような中、『物語の哲学』の著者である野家啓一先生にご監修いただけると伺ったときには、驚きと喜びで天と地がひっくり返る想いでした。ご多忙にも関わらず、僕の拙い原稿を丁寧に読んでくださり、本当にありがとうございました。数々の的確なご指摘をいただけたことは、僕にとってかけがえのない経験です。

　また、原稿細部の文言のみならず、引用文献まで確認してくださった丸善出版の堀内志保さんには大変お世話になりました。丁寧に編集をしてくださり、本当にありがとうございました。おそらく……ですが、何度も書店に足を運ばせてしまったのではないでしょうか。最後に、「薬と生活」についての本を書きたいという僕の想いに興味をもってくださった丸善出版の程田靖弘さんに、改めて感謝を申し上げます。程田さんが企画を立案してくださらなかったら、本書が世に出ることはなかったでしょう。

2021 年 12 月 1 日

青島　周一

＜著者＞
青島　周一
医療法人社団徳仁会中野病院薬剤師

　2004年城西大学薬学部卒業。保険薬局勤務を経て2012年より現職。特定非営利活動法人アヘッドマップ共同代表。薬学生新聞、日刊ゲンダイ、日経ドラッグインフォメーション、m3.comなどでコラムを連載中。公式ウェブサイト：https://syuichiao.wixsite.com/website

　著書（単著）に、『OTC医薬品どんなふうに販売したらイイですか？―「全くない」と「ほとんどない」の間にある、ふわふわした効果を探す物語』（金芳堂）、『視野を広げるエビデンスの読み方―医学論文を読んで活用するための10講義』（中外医学社）、『デマ情報にもう負けない！ おもしろ医学論文イッキ読み』（ライフサイエンス出版）など多数。

＜監修者＞
野家　啓一
東北大学名誉教授、立命館大学客員教授
河合文化教育研究所主任研究員

　1971年東北大学理学部物理学科卒業。同年東北大学文学部哲学科研究生。1972年東京大学大学院科学史・科学基礎論専門課程（哲学者・大森荘蔵、廣松　渉に師事）にて、分析哲学、特にマッハやヴィトゲンシュタインについて研究。フッサールの現象学とヴィトゲンシュタインの後期哲学との方法的対話（「分析的現象学」）を試みる。

　1977年南山大学専任講師、1979年プリンストン大学客員研究員（哲学者・リチャード・ローティに師事）を経て、1981年東北大学文学部助教授、1991年同教授。東北大学文学部長、東北大学図書館長、東北大学理事・副学長などを歴任し、2013年東北大学総長特命教授ののち現職。1994年第20回山崎賞受賞。日本哲学学会元会長（2003〜2007年）。

　著書（単著）に、『はざまの哲学』（青土社）、『歴史を哲学する』（岩波現代文庫）、『科学哲学への招待』（ちくま学芸文庫）など多数。『スクリブナー思想史大事典（全10巻）』（丸善出版）翻訳編集委員長。

薬の現象学
——存在・認識・情動・生活をめぐる薬学との接点

令和4年1月30日　発　行

著作者　青　島　周　一

監修者　野　家　啓　一

発行者　池　田　和　博

発行所　丸善出版株式会社
〒101-0051 東京都千代田区神田神保町二丁目17番
編集：電話(03)3512-3261／FAX(03)3512-3272
営業：電話(03)3512-3256／FAX(03)3512-3270
https://www.maruzen-publishing.co.jp

組版印刷・株式会社真興社／製本・株式会社星共社

ISBN 978-4-621-30690-1　C 1047　　　　Printed in Japan

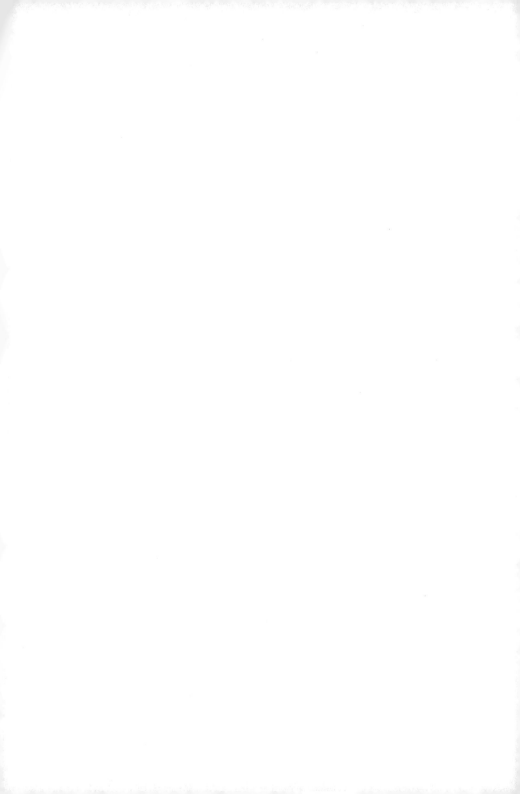